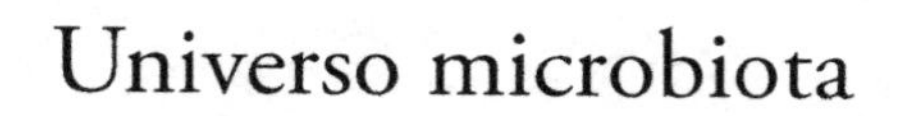

# Universo microbiota

# Universo microbiota

Aprender sobre los superhéroes
de tu aparato digestivo y la permeabilidad
intestinal te cambiará la vida

Dra. Silvia Gómez Senent

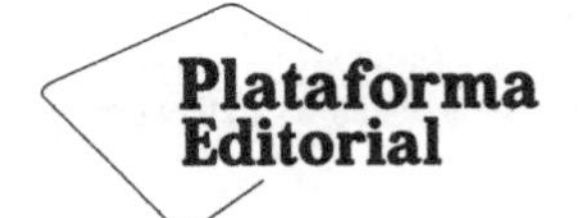

Primera edición en esta colección: abril de 2021
Quinta edición: octubre de 2021



Plataforma Editorial
c/ Muntaner, 269, entlo. 1ª – 08021 Barcelona
Tel.: (+34) 93 494 79 99
www.plataformaeditorial.com
info@plataformaeditorial.com

Depósito legal: B 4408-2021
ISBN: 978-84-18285-97-4
IBIC: VS

*Printed in Spain* – Impreso en España

Ilustraciones de portada:
David y Elena Galán Gómez

Diseño de cubierta y fotocomposición:
Grafime

El papel que se ha utilizado para imprimir este libro proviene
de explotaciones forestales controladas, donde se respetan
los valores ecológicos, sociales y el desarrollo sostenible del bosque.

Impresión:
Podiprint

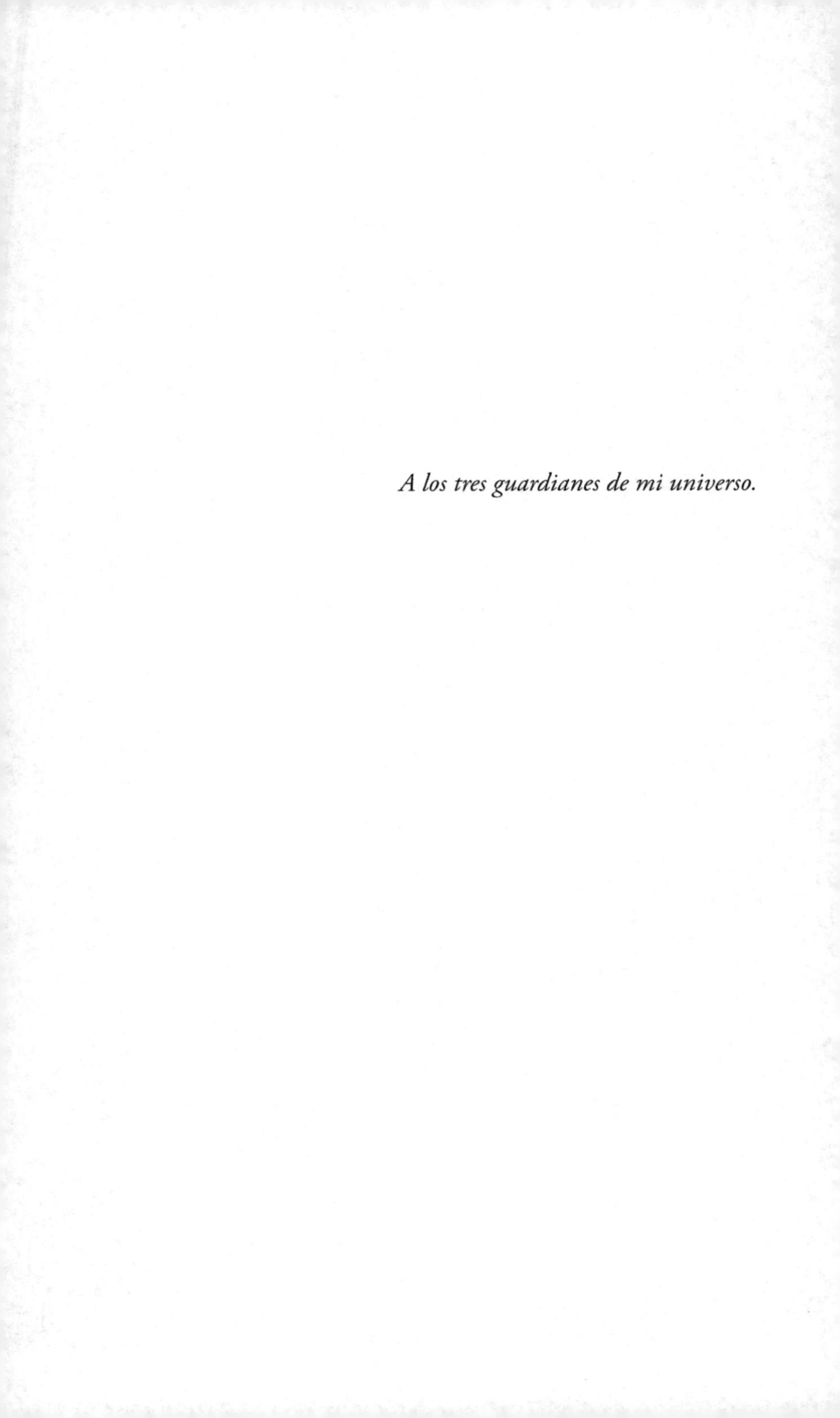

*A los tres guardianes de mi universo.*

# *Índice*

# *Prólogo*

Tengo que confesar que la microbiota era para mí un concepto nuevo hasta hace poco tiempo, aunque lo cierto es que ya empezaba a conocer sobre ella y había despertado mi interés. Por eso, cuando Silvia me dijo que había escrito un libro sobre microbiota y me pidió que me encargara del prólogo, me sentí muy honrada porque hubiera pensado en mí, y al mismo tiempo me entusiasmó la idea de tener por fin la oportunidad de profundizar a fondo en el tema de la mano de una profesional de la medicina tan brillante y experimentada como ella.

Conocer a Silvia es uno de esos regalos que la vida me ha dado en estos años que llevo ayudando a las personas a que expresarse en público no sea un obstáculo para proyectar siempre lo mejor de sí mismas. Además de ser una mamá estupenda y una doctora acostumbrada a tratar a sus pacientes con la máxima preocupación y delicadeza, algo que se trasluce en el estilo fresco y vibrante de sus explicaciones, también es una de las personas con más determinación que he conocido en mi vida. Se acercó a mí siendo ya una gran profesional porque deseaba mejorar su comunicación, y desde entonces la he visto seguir cultivando ese espíritu de superación y aprendizaje continuo, formándose y desarrollándose con los mejores, como Rubén Turienzo, en cuyo fantástico programa Power Plan hemos tenido la suerte de coincidir y del que también encuentro alguna resonancia aquí.

Con este libro, Silvia apunta a una cuestión de tremenda relevancia para todos, aunque a menudo la pasemos por alto. Vivimos en una sociedad casi obsesionada por la forma física, pero a pesar de que los conocimientos sobre nutrición se han extendido y divulgado enormemente en estos últimos años, aún hay partes de nuestra fisiología a las que no prestamos la atención que merecen, pese a ser fundamentales para nuestro bienestar. La microbiota intestinal es una de esas desconocidas, y esta obra viene a descubrirnos su relevancia y todo lo que puede repercutir en nuestro bienestar.

Lo más interesante es que la forma que tiene Silvia de expresarlo, reflejo sin duda de su gran inteligencia emocional y su carácter tremendamente cariñoso y extraordinariamente generoso, hace que cualquiera de nosotros lo pueda entender aunque no estemos versados en cuestiones médicas, y nos ayuda a convencernos de que vamos a ser capaces de cuidarnos y responsabilizarnos de nuestro cuerpo, que es en definitiva el mensaje fundamental que quiere trasladarnos.

A través del hilo conductor de la bonita relación de amistad entre Marta y Roberto, que nos terminan resultando entrañables, pero sin perder en ningún momento el rigor científico en todo lo que cuenta, Silvia nos explica la relevancia de esa parte tan desconocida de nuestro cuerpo y cómo se ve afectada por nuestra alimentación, nuestros hábitos de vida y de descanso, incluso nuestras relaciones personales y las emociones… Y no quiero hacer *spoiler* de los detalles, pero lo cierto es que me he quedado alucinada con cosas como el número de bacterias de distintas especies que habitan en nuestro tubo digestivo, todo un microcosmos de pequeños organismos que dan lugar a ese universo que es la microbiota, o al profundizar en otras cuestiones que ya conocía, como la cantidad de neuronas que tenemos en el intestino, hasta el punto de que muchos biólogos lo consideran nuestro «segundo cerebro». Y es que, además de hablarnos de nuestro sistema digestivo, Silvia también nos ofrece una interesante visión sobre un tema tan apasionante como es el funcionamiento de nuestro cerebro, explicando a fondo mecanismos fisiológicos como el del nervio vago, al que a menudo hago referencia en mis formaciones por la influencia que tiene en nuestra disposición anímica.

Con ese lenguaje cercano, Silvia nos explica cuestiones *a priori* complejas, como el proceso de envejecimiento de nuestras células, de una forma clara y muy fácil de asimilar. Para ello se sirve de infinidad de ejemplos y analogías, además de metáforas tremendamente explicativas, como esa imagen de nuestro intestino visto como si fuera la estructura de una casa, en la que la microbiota sería la «capa de pintura», o el delicioso paralelismo con los superhéroes del cómic que toma prestado de su hijo David para ilustrar lo que ocurre en nuestro sistema digestivo.

Nuestra salud, y con ella la aparición del envejecimiento prematuro, se ve marcada —además de por nuestra base genética— por la alimentación, la gestión del estrés y la actividad física, y por cómo estos tres elementos actúan sobre nuestra microbiota y nuestro sistema digestivo. En ese sentido, Silvia nos ofrece estupendos consejos para recuperar ese equilibrio que necesitamos, dándole una respuesta desde el ejercicio físico, el *mindfulness* y la meditación, y aporta claves para una alimentación sana y una dieta adecuada, además de explicar y desterrar algunos mitos y falsas creencias sobre nutrición.

Es posible que me pierda el «amor de amiga», pero creo que el libro que estás a punto de empezar es casi una guía definitiva sobre el tema, y espero que te sirva, como me ha servido a mí, para ser consciente de que puedes tomar las riendas de tu bienestar, y de que vivir una vida larga y llena de salud está en tus manos si tienes en cuenta todo lo que Silvia comparte con nosotros en estas páginas.

MÓNICA GALÁN BRAVO
Autora del Método BRAVO

# *Introducción*

Se llamaba Marta. Fue mi primera paciente.

La recuerdo perfectamente. Casi como si la hubiera tenido sentada frente a mí ayer mismo. Acabábamos de poner en marcha la Unidad de Trastornos Funcionales Digestivos del Hospital La Paz.

Éramos un centro hospitalario pionero en Madrid. Inaugurábamos una consulta para este tipo de patologías. Y, cuando Marta entró por la puerta, percibí en ella ilusión y esperanza. Pero también miedo. ¿A qué podría tener miedo una mujer joven como ella? Apenas tendría cuarenta años.

Tan pronto como tomó asiento frente a mí, me presenté y comencé a preguntarle —como hago siempre con todos mis pacientes— por sus antecedentes personales y el motivo por el que había sido derivada a mi consulta.

En ese momento le cambió la cara. Apenas había comenzado a hablar, cuando se le humedecieron los ojos. El tono de su voz, suave y cálido, se fue volviendo tembloroso y triste a medida que me refería los más de cinco años que llevaba sufriendo dolor abdominal y diarrea.

Malestares y trastornos a los que, con el paso del tiempo, se habían ido sumando la hinchazón de tripa e intolerancias cada vez mayores a determinados alimentos. Me confesó que, desde hacía un par de años, apenas hacía vida social, porque tenía miedo de salir a cenar y empezar con dolor de tripa, o de salir corriendo en busca de un baño y que no hubiera uno disponible en las proximidades.

Para cuando me contó que llevaba seis meses de baja laboral, Marta ya era un mar de lágrimas. A la vista estaba que necesitaba desahogarse. Y mi forma de consolarla fue animándola a que me contara todo lo que había vivido.

Cada día, Marta se despertaba tremendamente cansada y sufría una fatiga tan fuerte que, incluso, le impedía desarrollar su trabajo habitual. Sin embargo, ella se definía a sí misma como una persona risueña, alegre, positiva, muy dinámica, que no paraba de hacer cosas.

A medida que se fue tranquilizando, Marta también me hizo partícipe de lo que ella denominaba como su «peregrinaje» por distintos médicos desde hacía tres años. Se había sometido a pruebas digestivas de todo tipo, cuyos resultados aparentemente eran «normales».

—Sé que de lo que tengo no me voy a morir —recuerdo que me dijo—. Pero esta no es vida. Reconozco que siempre he sido una persona nerviosa —me confesaba como si necesitase justificarse—, y que mis últimos años han sido una montaña rusa a nivel personal. Estoy segura de que todo ello ha debido de influir en mis síntomas. Pero también pienso que esto no puede ser así para siempre.

Las lágrimas volvieron a aflorar. Marta necesitó un par de minutos para volver a tranquilizarse, antes de continuar diciendo:

—Varios médicos me han dicho que tengo que estar tranquila y que evite comer lo que me sienta mal. ¡Como si eso fuera tan fácil! He probado mil dietas. Y, aunque mejoro al principio, luego no solo vuelven a aparecer mis síntomas, sino que además vienen acompañados de algunos nuevos. ¡Por si tuviera poco...!

Su voz volvió a quebrarse. Finalmente, al cabo de unos segundos, concluyó diciéndome:

—Vengo a esta consulta porque mi médico me ha asegurado que, en el hipotético caso de que hubiera alguien que me pudiera ayudar, con toda probabilidad serían ustedes. Así que ya ve... Ni siquiera tengo un diagnóstico. Y, si le digo la verdad, incluso he renunciado a toda esperanza de mejorar. Hace tiempo que dejé de creer en la medicina y en que alguien me pueda ayudar.

En ese momento entendí por qué me había dado la sensación de que Marta estaba asustada. No tenía miedo a no mejorar. ¡Sentía pánico de volver a tener esperanza! Había renunciado a la ilusión; a la creencia de que su vida podría cambiar.

Si recuerdo a Marta con tanta claridad, no es porque ella fuese mi primera paciente en aquel nuevo consultorio. Es porque me sentí completamente identificada con su sentimiento. Ese sentimiento de miedo y de desesperanza que también me invadió a mí hace ya más de una década...

Siempre me ha gustado la medicina. De hecho, a día de hoy, no creo que pudiera dedicarme a otra profesión que no fuera ser médico. En parte porque me venía de serie: en mi casa he vivido la medicina desde que era bien pequeña. Mis padres eran los dos médicos y crecí con la idea —porque lo he visto en mi casa— de que el médico cuida y cura al paciente.

Todo esto cambió en mayo del 2011. El día de mi boda.

Cáncer de pulmón. Ese fue el diagnóstico que le dieron a mi padre quince días antes. Un cáncer de pulmón con metástasis óseas y hepáticas. De los peores... Empezamos tratamiento con quimioterapia —y, cuando digo «empezamos», lo hago porque cada cosa que a él le sucedía la sentía yo en mis propias carnes—. Sin embargo, la quimioterapia, en su caso, no sirvió. Y el mismo día de mi boda falleció.

A partir de entonces, dejé de creer en la medicina.

La medicina no había «curado» a mi padre. Mi familia llevaba dedicándose toda la vida a los pacientes y, cuando necesitábamos que la medicina estuviera de nuestro lado, nos falló.

Me falló.

A día de hoy, supongo que este pensamiento fue consecuencia del enfado y la rabia que me inundaron después de su muerte. Ya no quería ser médico. ¿Cómo ejercer de algo en lo que no crees...? Tantos años estudiando, opositando y cuidando a mis pacientes... Y, de repente, la vida se lleva a una de las personas que más quería, y que siempre me había apoyado y animado a ser médico, en cuestión de quince días. En la fecha de mi propia boda.

Fueron meses complicados los que siguieron a la muerte de mi padre. Sin duda, los más duros que he vivido jamás. No obstante, tal como llegaron a mi vida aquella rabia y las dudas acerca de mi profesión, del mismo modo, un buen día se disiparon. Tanto es así que estoy convencida de que mi padre, desde allá donde esté, me ayudó a volver a creer en una de mis pasiones: atender a mis pacientes.

Con más fuerza que nunca continué desarrollando mi labor. Mis pacientes, cada vez que entran por la puerta de mi consulta, exponen sus dolencias, sus sentimientos e, incluso, me hacen partícipe de los episodios más íntimos de sus vidas personales. Cada paciente, por eso mismo, es distinto y porta «una mochila diferente a sus espaldas».

Los médicos, en ocasiones, no podemos curar y hacer desaparecer una enfermedad. Pero siempre está en nuestra mano escuchar y aliviar muchos de los síntomas para contribuir a la mejoría de la calidad de vida de nuestros pacientes.

Yo no soy escritora, aunque siempre me ha encantado escribir. Y, aunque ya he plantado un árbol y he tenido no uno, sino dos hijos, no he escrito este libro para cumplir el tercer requisito para tener una vida plena.

Si lo he hecho es porque sentía la necesidad de poner mi conocimiento al servicio de mis pacientes.

Llevo muchos años estudiando el tubo digestivo, dentro de mi especialidad. He investigado a fondo la microbiota intestinal y aplicado mis conocimientos en mis pacientes, con muy buenos resultados.

Así pues, en este libro, pretendo que, a través de la entrañable historia de dos buenos amigos, seáis partícipes de la importancia de una buena salud intestinal y su implicación en multitud de enfermedades, así como de los tratamientos y recomendaciones nutricionales para la mejora de nuestro intestino. Y, por ende, que podáis disfrutar no solo de una vida más longeva, sino, sobre todo, de una vida mejor.

Cada Marta, cada Luis, cada Carmen, cada Verónica, cada Antonio... porta a su espalda «una mochila diferente». También tú acarreas con la tuya. Por eso quiero que sepas que el peso de esa mochila se puede compartir. Yo te entiendo y estoy dispuesta a ayudarte si me dejas.

**Te animo a que me escribas un correo electrónico a: hola@ dragomezsenent.com**

**Estaré encantada de leer tu historia personal, así como tu opinión sobre el libro: si te ha ayudado o si has echado en falta alguna necesidad que no haya cubierto.**

«Sé amable, pues cada persona con la que te cruzas está librando su ardua batalla». Es una frase que se atribuye a Platón y que a mí me gusta tener siempre muy presente, y que suelo referir tanto a mis pacientes en consulta como a aquellos que asisten a mis conferencias.

Tanto a ellos como a ti, os ruego que, por favor, nunca dejéis de creer en la medicina y en las posibilidades que nos ofrece.

Atentamente,

SILVIA GÓMEZ SENENT

# 1.
# ¿Te gustaría vivir más...? Y, sobre todo, ¿te gustaría vivir mejor...?

Como todos los días 24 de cada mes, Marta y Roberto quedan para dar una vuelta por el parque que separa sus respectivas casas. Aprovechan estos paseos para ponerse al día y contarse las novedades transcurridas desde la última vez que se vieron...

Roberto se aproxima a su amiga y, después de darle un par de besos, se queda mirándola con aire preocupado.

—¿Te encuentras bien, Marta? —le pregunta—. Te noto cambiada...

Marta es consciente del afecto que le tiene Roberto. Y, aunque en ocasiones le molesta un poco, si hay algo que le gusta de él es su franqueza. Por eso, aunque sabe que se está refiriendo a su tez de aspecto cetrino y a esas arrugas que marcan la expresión de sus ojos desde hace días, no se siente incómoda.

Mientras pasea junto a su amigo por la arboleda, siente la confianza suficiente como para abrirse y confesar lo cansada que se encuentra últimamente. Le cuenta que, desde la última vez que se vieron, ha sufrido varios resfriados, de los que todavía no se ha recuperado del todo. Además, por las mañanas se levanta con náuseas. Y, durante todo el día, nota que su corazón late muy deprisa, algo que ella achaca al estrés que padece.

Roberto calla, escucha atentamente las explicaciones de Marta y le dedica a su amiga una cálida sonrisa de comprensión. Por eso a Marta no le pesa reconocer que cada vez tiene menos paciencia con sus hijos: enseguida los regaña, aun cuando el comportamiento de sus pequeños no ha sido del todo malo.

—Todo es culpa de mi ex —se queja ella—. Los tiene demasiado consentidos.

Da la casualidad de que Marta y Roberto nacieron exactamente el mismo día. De hecho, se conocieron hace nueve años, cuando ambos celebraban en el mismo bar su trigésimo cumpleaños. Y aunque hoy ambos tienen treinta y nueve, si nos cruzásemos con ellos por ese parque, podríamos pensar que Roberto es más joven que Marta.

Porque, al contrario que ella, Roberto aún conserva una piel brillante, de aspecto sedoso. Y todo él emana una energía contagiosa. Se encuentra bien de salud y le ilusiona cada proyecto en el que participa en su trabajo. Cada día ayuda a sus hijos a hacer los deberes del colegio con la misma ilusión con la que él afronta las tareas domésticas, aborda cualquier compromiso familiar o hace horas extras en el restaurante donde trabaja para redondear el sueldo.

Cronológicamente, ambos tienen la misma edad. Biológicamente Marta tiene varios años más.

¿Cuál es el secreto de Roberto? Porque su vida tampoco ha sido un camino de rosas… Sobre todo desde que enviudó a raíz del tumor cerebral que le detectaron a su mujer hace unos años. Y, dado que ahora él también es padre soltero, como Marta, acumula mucho estrés. Por si fuera poco, el restaurante donde trabaja como cocinero está a punto de cerrar, y hay meses que ni siquiera cobra su nómina.

Entonces, si ambos atraviesan circunstancias de angustia y estrés vital más o menos semejantes..., ¿qué es lo que ocurre? ¿Por qué envejecen estos dos amigos de manera tan distinta?

La respuesta tiene que ver, entre otros factores, con la actividad que se produce en el interior de ambos. Las células de Marta envejecen de manera prematura, lo que la predispone a desarrollar determinadas enfermedades. Mientras tanto, las células de Roberto continúan renovándose; por ello vive una vida más joven.

## ¿Por qué envejecemos?

**Vivir es envejecer. Desde el momento mismo de nuestro nacimiento, da comienzo un proceso de *envejecimiento celular*.** Sin embargo, la clase de envejecimiento que afecta a Marta (y al que Roberto parece inmune) es un fenómeno natural que comienza su ciclo cuando alcanzamos la edad adulta. **Se denomina *envejecimiento fisiológico del organismo*: una sucesión de pequeños cambios progresivos que afectan al conjunto de las estructuras celulares y de sus funciones.**

Sin embargo, esta explicación continúa sin satisfacer nuestra curiosidad. Aún está pendiente responder a la pregunta: ¿por qué envejecen las personas de manera tan distinta como Marta y Roberto...? Para contestar a esta cuestión convenientemente, hemos de ser capaces de contemplar el proceso del envejecimiento fisiológico desde dos ópticas distintas.

Existe una primera corriente de pensamiento, llamada *senescencia programada,* a la que se adscriben diversos autores y que configura un proceso determinista de envejecimiento fisiológico preconfigurado por la naturaleza. Esto sería tanto como decir que nuestra salud básicamente depende de una suerte de «lotería genética». Desde esta óptica, nuestro ADN determina el riesgo que tenemos de sufrir enfermedades como el cáncer. Y, del mismo modo, también determina nuestra potencial longevidad.

Lejos de denostar o invalidar la visión de la senescencia programada, en 2013 la revista *Cell* publicó un artículo cuyo autor principal es el español Carlos López Otín, titulado «The Hallmarks of Aging», en el que se describen las nueve causas principales del envejecimiento, y que aboga porque **nuestra salud y calidad de vida —si bien pueden estar condicionadas por nuestra genética— dependen en mayor medida del estilo de vida de cada cual.**

En esta línea, muchos profesionales de la salud —entre los que me incluyo— pensamos que no es nuestra herencia genética lo que más cuenta, sino nuestros hábitos o nuestras creencias. Y, ante todo, aquello sobre lo que se sustenta cuanto pensamos, hacemos o decimos: nuestra educación.

Desde hace diecisiete años, casi medio millón de personas con problemas digestivos han pasado por mi consulta. Entre los pacientes que atiendo por las mañanas en el Hospital de La Paz de Madrid y aquellos otros que recibo en mi gabinete privado por las tardes, he tenido la ocasión de atender, acompañar, estudiar y registrar miles de historiales clínicos de pacientes cuyas genéticas diferían enormemente entre sí.

Es con base en las pruebas empíricas y fehacientes que constituyen miles de historiales clínicos que me atrevo a afirmar que, independientemente de la carga genética que cada uno de nosotros alberguemos, comer demasiados carbohidratos, hacer poco ejercicio físico, dormir menos horas de las necesarias, no ingerir suficiente agua o desconocer cómo funciona nuestro cuerpo pueden ser (y de hecho son) factores mucho más determinantes que la mera carga genética a la hora de acelerar o retrasar nuestro ritmo de envejecimiento fisiológico.

El endocrinólogo norteamericano George A. Bray reúne perfectamente ambas corrientes de pensamiento en su *Manual de obesidad. Aplicaciones clínicas*: «los genes cargan el arma y el entorno aprieta el gatillo». En realidad, ambos puntos de vista son necesarios, y lo relevante es la interacción entre ambos. Nacemos con una serie determinada de genes, pero nuestra manera de vivir puede condicionar el modo en el que se expresan estos genes. Ahora que ya sabemos que, en realidad, ambas corrientes de pensamiento son complementarias, es hora de tomar conciencia de dos aspectos fundamentales:

- **Nuestra *carga genética* forma parte de nosotros aun antes de que tomemos conciencia de nosotros mismos.** No hay nada (de momento) que podamos hacer por alterar nuestro ADN.
- **Existen *diversos factores* que pueden alterar de forma revolucionaria nuestra longevidad y calidad de vida.** Factores que sí depende de nosotros estudiar e implementar en

nuestro día a día. Factores que explican que personas como Marta y Roberto, a pesar de tener la misma edad cronológica, difieran tanto en edad biológica o celular.

Dado que la carga genética de cada uno es la que es, el objetivo de esta obra es que puedas tener conciencia de los factores que provocan un envejecimiento prematuro de tus células que sí está en tu mano conocer, gestionar e implementar en tu vida. Si hay algo que he podido constatar a lo largo de mi amplia experiencia como médico especialista en digestivo, es que una sabia administración de todos ellos puede suponer (y de hecho supone) la diferencia entre una vida apagada, abúlica y enfermiza como la de Marta y otra completamente distinta, repleta de energía, entusiasmo y saludable como la de Roberto.

Su historia, lejos de ser una ficción, es la de millones de personas como tú, como yo; como cualquiera de nosotros. Está basada en la de miles de casos de pacientes que he tratado personalmente en mi consulta. Ninguno de ellos ha podido elegir su genoma o sus circunstancias vitales. Sencillamente, no dependen de ellos. Pero hay algo que sí está en sus manos: adquirir los conocimientos y hábitos necesarios para hacerles frente de la mejor manera posible. Y todo ello pasa por averiguar en primer lugar…

## ¿Qué ocasiona que nuestras células envejezcan antes de tiempo?

En 1961, el biólogo Leonard Hayflick descubrió que las células humanas son capaces de dividirse un número limitado de veces antes de morir. Hayflick comprobó, observándolas al microscopio en unas placas de vidrio, que las células humanas, en sus fases iniciales, se multiplicaban con gran rapidez. Sin embargo, al cabo de un tiempo, estas dejaban de reproducirse, como si estuvieran «cansadas».

Aquellas células fatigadas acababan alcanzando un estado que denominó de «senescencia»: las células seguían estando vivas, pero habían dejado de dividirse. De ahí que se conozca este fenómeno como el **«Límite de Hayflick»: el umbral natural que alcanzan las células humanas al dividirse, más allá del cual estas dejan de hacerlo.** Y la causa de que exista ese límite es que los telómeros de nuestros cromosomas se han vuelto cortos.

### *¿Qué son los telómeros?*

Nuestras células contienen estructuras altamente organizadas, formadas por ADN y proteínas, que contienen la mayor parte de nuestra información genética, llamadas *cromosomas.* **En los extremos de los cromosomas se encuentran los telómeros, segmentos de ADN que se van acortando con cada división celular, determinando a qué velocidad envejecen tus células y, por lo tanto, cuándo estas van a morir.**

A principios de los años ochenta del siglo pasado, los investigadores Elizabeth Blackburn y Jack Szostak presentaron los resultados de una investigación pionera que demostraba no solo que los telómeros protegían los extremos de los cromosomas, sino también que existen muchos factores que influyen en la velocidad a la que se van desgastando los telómeros.

El enigma que se planteaba era por qué algunas personas conseguían preservar los telómeros de la mayoría de células, aunque estas se dividieran regularmente, y otras no. La respuesta llegó en 1984, cuando Carol Greider —que entonces era una estudiante de posgrado en el laboratorio de Blackburn— observó que una enzima regeneraba los telómeros: la telomerasa. **Gracias a la telomerasa, los extremos que protegen a nuestros cromosomas pueden volver a alargarse.**

Este descubrimiento de los doctores Blackburn, Greider y Szostak conmocionó tanto a la comunidad científica que les supuso ganar el Premio Nobel de Fisiología o Medicina en 2009. Acababan de demostrar científicamente que nuestro envejecimiento podía ser un proceso dinámico capaz de ralentizarse. También descubrieron lo contrario: que **determinados hábitos pueden provocar un acortamiento prematuro de los telómeros y, por ende, la aceleración de nuestro proceso de envejecimiento.**

Hasta entonces, los científicos no entendían por qué, en algunos casos, cuando los telómeros alcanzaban un determinado acortamiento volvían a alargarse. Nadie sabía qué podría ser aquello que los «reparaba» de manera que volvieran a tener la suficiente longitud como para que una célula siguiera dividiéndose y formando hijas. Blackburn, Greider y Szostak desvelaron el secreto de la longevidad: la enzima llamada telomerasa.

*¿Te gustaría vivir más...? Y, sobre todo, ¿te gustaría vivir mejor...?*

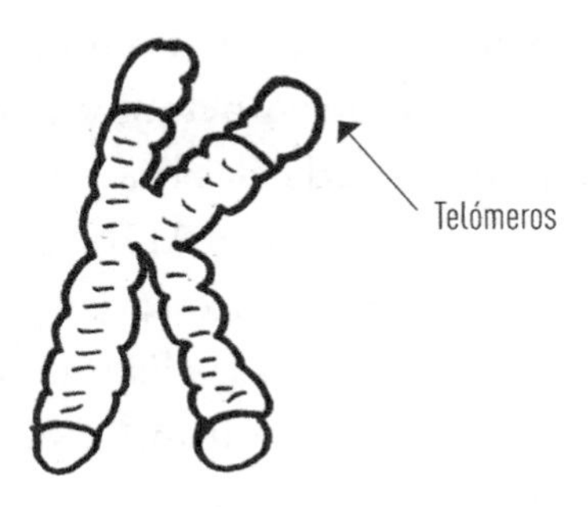


**Figura 1**. Dibujo de un cromosoma, en cuyos extremos más distales se encuentran los telómeros.

**Entonces, si produjésemos suficiente telomerasa, ¿podríamos vivir eternamente...?** Para responder adecuadamente a esta pregunta, primero necesitas saber qué son...

*Los radicales libres*

Nuestras células llevan incorporado un motor en su interior llamado mitocondria. Es lo que las pone en funcionamiento. Para hacerlo emplean como combustible oxígeno y nutrientes. Y, a cambio, producen una molécula llamada adenosín trifosfato (ATP), la energía que necesitan para sobrevivir y funcionar de manera adecuada.

Como cualquier otro proceso productivo, la generación de ATP produce desechos. El problema del envejecimiento celular se basa en que, al producir ATP, la mitocondria genera radicales libres. Y, aunque el cuerpo humano es tan perfecto que ha dotado a las propias células de un mecanismo de limpieza para deshacerse de estos residuos indeseables (llamado autofagia), con la edad, este proceso de autolavado pierde eficacia.

**Los desechos tóxicos se acumulan en las mitocondrias de nuestras células, las cuales son vulnerables a los radicales libres.** El daño producido por los radicales libres provoca que, con el tiempo, aparezcan mutaciones en el ADN de las mitocondrias. Debido a esta alteración, las mitocondrias producen cada vez menos energía, lo que precipita la disfunción mitocondrial, el envejecimiento celular y, en última instancia, su muerte.

Es el caso de ciertas enfermedades neurodegenerativas ligadas a la edad, por la acumulación de agregados dentro de las células, como el alzhéimer o párkinson, entre otras. Al envejecer, las células inmunitarias se vuelven «miopes»: comienzan a tener serias dificultades a la hora de visualizar y reconocer las sustancias extrañas, como los microbios.

Este mismo envejecimiento celular es el causante de que una importantísima glándula que se encuentra situada justo detrás de nuestro esternón se empiece a atrofiar en fases tempranas de la vida. Esta glándula se llama timo. Y su degeneración ejerce un papel fundamental en el descenso de las funciones inmunitarias.

Dentro del timo maduran los linfocitos T, que son los encargados de protegernos de las bacterias y de las células cancerosas. El envejecimiento celular prematuro provoca una involución aún más rápida del timo y la consiguiente pérdida de las sustancias que sintetiza. Es por ello que las personas cuyos hábitos les provocan un envejecimiento biológico prematuro se ven más expuestas a las infecciones, al cáncer o a las enfermedades autoinmunes.

La conclusión es que, ante todos estos factores, nuestro organismo produce unas respuestas que intentan corregir los daños generados. Estas respuestas inducen a la célula a dejar de dividirse cuando acumula muchos defectos y así prevenir el cáncer y otras enfermedades (senescencia celular). Pero si estas respuestas se perpetúan o se dan en exceso, nuestro organismo envejece.

A estas alturas te estarás preguntando...

## Cómo prevenir que nuestras células envejezcan antes de tiempo

Ya hemos podido constatar que el envejecimiento es la consecuencia de la interacción entre nuestro genoma (código genético) y nuestras circunstancias y hábitos personales: el estrés, la cantidad de ejercicio físico, el tipo de alimentación, las emociones que albergamos, las relaciones sociales que establecemos... Todo ello configura los factores ambientales, que dependen de nosotros y que, a su vez, influyen en unos microorganismos que habitan en nuestro intestino. Es la llamada microbiota intestinal.

**Si existe un lugar superpoblado dentro de ti, ese es tu intestino.** Para que te puedas hacer una idea de la densidad de microbios que residen en él, piensa que son diez veces más que el conjunto de todas las células que componen el resto de tu cuerpo.

Si bien existe un «núcleo» compuesto por grupos bacterianos comunes a todos los seres humanos sanos, la composición de cada microbiota intestinal es única. Equivaldría a decir que es nuestro documento de identidad intestinal personal. Sin embargo, y a pesar de que esta microbiota es única para cada uno de nosotros, a todos nos aporta por igual unas mismas funciones imprescindibles para la vida, como procesar nutrientes que nosotros no somos capaces de digerir o producir vitaminas.

***¿Por qué es tan diferente la composición de cada microbiota intestinal?***

Porque, como ya hemos visto, sobre ella influyen:

1. Factores sobre los que podemos actuar:
   a. nuestros hábitos de alimentación,
   b. nuestra manera de cocinar los alimentos,
   c. los fármacos (antibióticos, antiácidos, antidiabéticos...) que ingerimos,
   d. nuestro entorno (medio rural frente a urbano),
   e. nuestro modo de vida (actividad física),
   f. el aumento de peso.

2. Factores sobre los que no podemos actuar directamente:
   a. nuestra genética,
   b. el modo de nacimiento (parto vaginal frente a cesárea),
   c. tipo de lactancia (materna o artificial),
   d. la edad.

En muchas ocasiones, no somos conscientes de cuánto depende de nosotros, no solo en lo que a la prevención del envejecimiento se refiere, sino sobre todo en lo que respecta a nuestra calidad de vida. **La experiencia en consulta, con mis pacientes,**

**me permite afirmar con rotundidad que apenas basta un pequeño esfuerzo divulgativo y un cambio de hábitos por nuestra parte para conseguir una transformación radical tanto en nuestra cantidad de vida como, sobre todo, en la calidad de la misma.**

De modo que te vuelvo a plantear las preguntas que te hacía desde el título mismo de este capítulo: ¿te gustaría vivir más...? Y, sobre todo, ¿te gustaría vivir mejor...?

*Ahora ya sabes que está en tu mano.*
Porque en lo relacionado con el compromiso que adquirimos para con nuestra salud, básicamente existen tres posturas. Así se lo explico a mis pacientes en la consulta:

- La primera de ellas es la que me gusta denominar como la del «JUGADOR». En ella se engloba aproximadamente una quinta parte de las personas. Aquellos de mis pacientes que pertenecen al tipo «jugador» piensan que la vida es una cuestión de azar. Como quien juega tirando unos dados. Suele ser una persona fumadora, con sobrepeso y que vive la vida sin límites. Al aconsejarle que se cuide, tanto si lo hago yo (como profesional de la salud) como si lo hace alguno de sus amigos o familiares, el «jugador» suele recurrir a la coartada de que él tenía un amigo que se murió con treinta y cinco años de cáncer de pulmón y no había fumado en su vida.
- El segundo tipo de postura que suelen adoptar mis pacientes es la que yo llamo la del «MECÁNICO». A ella pertenecen prácticamente la mitad de las personas que pasan por mi consulta. Consideran que su cuerpo es como un mecanismo

que la medicina reparará si se avería. De modo que, aunque les diagnostiquen una enfermedad que se puede revertir con diferentes hábitos saludables, estas personas tienden a preferir tomarse una medicación, en lugar de modificar su estilo de vida.

- Y, por último, está la del «**JARDINERO**». Es la preferida por aquellos de mis pacientes que opinan que la salud se cultiva día a día. Permanecen atentos a las señales que les envía su cuerpo. Y, si creen necesario modificar sus hábitos de vida, no les genera ningún problema. A esta tipología pertenecen aproximadamente un tercio de las personas que pasan por mi consulta. Aquellas que se mantienen activas de cuerpo y mente y se sienten responsables de su bienestar.

***¿Con cuál te identificas tú…?***

*¿Te gustaría vivir más…? Y, sobre todo, ¿te gustaría vivir mejor…?*

**CONSEJOS PRÁCTICOS**

**Formúlate estas preguntas:**

**1. ¿Qué edad aparento?**
- ¿Parezco más joven que la media de las personas de mi edad?
- ¿Aparento más o menos la edad que tengo?
- ¿Doy la impresión de ser más mayor que la media de las personas que tienen la misma edad que yo?

**2. ¿Cómo valoro mi estado de salud?**
- ¿Gozo de mayor salud que la mayoría de las personas de mi edad?
- ¿Disfruto de una salud más o menos igual que la mayoría de mis coetáneos?
- ¿Suelo padecer más achaques que la mayoría de las personas de mi misma edad?

**3. ¿Cómo me siento respecto a mi edad?**
- ¿Me siento más joven de lo que correspondería para la edad que tengo?
- ¿Me siento más o menos en la media de mis coetáneos?
- ¿Me siento más viejo de lo que correspondería para la edad que tengo?

Se trata de preguntas sencillas y subjetivas. Pero tus respuestas pueden provocar que tomes conciencia de tu estado de salud, así como de tu posible envejecimiento con respecto a cuantos te rodean.

Si tus respuestas a estas preguntas sugieren que pareces y te sientes más mayor de lo que correspondería a la media de edad que tienes, quizás hayas empezado a manifestar un envejecimiento prematuro.

No te preocupes. Aún no es demasiado tarde. Todavía puedes adquirir muchos conocimientos, así como poner en práctica diversos hábitos saludables para combatir el envejecimiento. Tú ya estás en el buen camino. Porque yo te los voy a contar todos en este libro.

**MENSAJES PARA LLEVAR A CASA**

1. El envejecimiento es un fenómeno natural, no es una enfermedad ni un castigo.
2. Existen diversas explicaciones científicas tanto para el fenómeno del envejecimiento como para los mecanismos que son responsables del mismo.
3. El envejecimiento depende de tu genética (que no depende de ti) y de unos factores ambientales-sociales que te rodean (sobre los que sí puedes actuar).
4. La clave no es tanto vivir más como que el tiempo que vivamos lo hagamos disfrutando de la mejor calidad de vida posible.
5. El ejercicio físico, la regulación del estrés, nuestras emociones y nuestra red social afectan a nuestra información genética, así como a la microbiota de nuestro intestino.

# 2.
# ¿Qué hace que parezcas y te sientas más mayor de lo que eres?

Pasado mañana se celebra una de esas fiestas que antes a Marta le hacían tanta ilusión. Se trata de una reunión de antiguos alumnos de su instituto. Cuando se celebró el décimo aniversario de su promoción, ella acudió tan contenta: tenía veintinueve años, su vida iba bien y ella se encontraba a gusto consigo misma. Han pasado otros diez años desde aquello. Es el vigésimo aniversario de su promoción. Y todo ha cambiado.

Ahora la idea de que sus antiguos compañeros sean testigos de su desmejora la aterra. Por ello, durante el paseo de hoy, le comenta a Roberto que, esta vez, no piensa asistir. Su amigo, como siempre, la escucha en silencio. Y, cuando ella acaba de lamentarse, le dice:

—Vamos a ir a esa fiesta. Lo necesitas.

—¿Vamos...? —le pregunta Marta, sorprendida.

—Sí, vamos —corrobora él—. Porque voy a ir contigo. Y porque necesitas constatar que el tiempo pasa para todos.

—Ya. Pero a algunos parece que no les hace mella —dice Marta clavándole un codo a su amigo en la boca del estómago, mientras reconoce para sus adentros que la idea de ir acompañada de Roberto le agrada de una forma especial.

Hoy es el gran día. En otra ocasión, Marta se habría pasado horas frente al espejo, probándose modelitos y maquillándose. Sin embargo, hoy contempla apática su armario, y hasta el mero hecho de extraer de sus fundas protectoras los vestidos que antes tanto le gustaban le da una pereza infinita. Finalmente, se decide por un conjunto funcional que, en ocasiones, se pone para visitar a clientes de la firma para la que trabaja como aparejadora. Aunque, eso sí, se emplea a fondo delante del espejo con la esperanza de que una buena cantidad de maquillaje mitigue el tono cerúleo de su piel, así como las arrugas que la surcan.

A través de la ventana de su habitación, escucha el claxon del coche de Roberto, que ha venido a recogerla. «¡Qué detalles más bonitos tiene este hombre!», piensa Marta mientras saluda por la ventana y se predispone a bajar. Cuando sube al coche de Roberto, este alaba su aspecto sin decir nada. A Marta le basta esa sonrisa y ese gesto de asentimiento con la cabeza para saber que su amigo efectivamente la encuentra más atractiva que de costumbre. Y solamente eso le hace recuperar a Marta sensaciones que creía olvidadas…

A su llegada a su antiguo instituto, Marta se encuentra con una versión hispana de *Melrose Place*. ¡Es como si todos sus excompañeros se hubiesen puesto de acuerdo para salir de un catálogo de Versace…! Como si el gimnasio del liceo se hubiese transformado en una pasarela improvisada. Atuendos deslumbrantes, pieles tersas y en perfectas condiciones… A juzgar por la energía que se respira en el recinto, Marta juraría que se encuentra en una reunión de *millennials* radiantes de felicidad

—entre los que Roberto parece encontrarse en su salsa— y no rodeada de casi cuarentones como ella.

Sin embargo, su ojo experto pronto la lleva a detectar un nutrido grupo de exalumnos que han optado por replegarse en un rincón al fondo del gimnasio. «¡Ajá!», se dice para sus adentros. Se ve a la legua que, en aquel conjunto, los tersos cutis han dado paso a las pecas y a las manchas en la piel. Y las camisas *slim fit* brillan por su ausencia, incapaces como habrían sido de contener las abultadas barrigas que lucen algunos miembros de la antigua pandilla.

Y, aunque le cuesta un rato, Marta termina por identificar en aquellos avejentados rostros a algunos de sus mejores amigos de antaño. Estos, a su vez, dirigen hacia ella una mirada desprovista de brillo en los ojos y alzan pesadamente la cabeza, como para darle a entender que la han reconocido y que esperan que se les una.

—Voy allí, a saludar a unos amigos, ¿vienes...? —le dice Marta a Roberto.

—Ve yendo tú —le replica él, que parece haber congeniado bien con los miembros del primer grupo—. Dentro de un rato te alcanzo...

«¿Qué está ocurriendo aquí? —no puede dejar de preguntarse Marta, mientras avanza hacia a aquel grupo de coetáneos suyos que, sin embargo, parecen diez o quince años mayores—. **¿Qué hace que parezcamos y nos sintamos más viejos de lo que somos...?**».

**1. LA PIEL:** Su capa exterior, la epidermis, está compuesta por células que se regeneran constantemente. Por lo que ahí no está el problema. Ya que los queratinocitos, las células que componen en un 80 o 90 % la epidermis, contienen una proteína muy dura que se llama queratina y no dejan de fabricar telomerasa. Por lo que, aunque con el paso del tiempo disminuyan la producción de esta enzima, no se vuelven senescentes. Esto es lo que demostraron el Dr. Damir Krunic y su equipo en el año 2009.

Sin embargo, bajo esta primera capa, se encuentra la dermis, que está compuesta por los fibroblastos, unas células del tejido conectivo que generan dos proteínas:

- La primera de ellas es más abundante en nuestro organismo y se llama **colágeno.** Es la encargada de ofrecer firmeza, tono y resistencia a nuestra piel.
- La **elastina**, por su parte, hace posible que el tejido sea más flexible y elástico. Esta proteína mantiene nuestra piel hidratada, evita las roturas de las fibras del tejido conectivo, previene la aparición de las estrías, paraliza la flacidez, evitando de esta forma las arrugas, y mejora la síntesis del colágeno natural.

A medida que cumplimos años, los fibroblastos segregan menos colágeno y elastina, lo que provoca que la capa externa y más visible de la piel parezca más avejentada.

Además, con la edad, también va disminuyendo:

- Nuestra **masa adiposa**, esa grasa subcutánea cuya ausencia provoca que la piel se vuelva más fina y parezca más avejentada.

- La producción natural de **ácido hialurónico,** que, además de hidratar la piel en profundidad, contribuye a repararla y luchar contra los signos visibles del envejecimiento, como líneas de expresión y arrugas.

En 2015, un equipo de investigadores liderados por el Dr. Mark Rinnerthaler demostró que la piel envejecida se vuelve más fina al ir perdiendo masa adiposa y ácido hialurónico. Esto provoca que se vuelva más permeable a los elementos externos. Por otro lado, conviene recordar que **existe un vínculo entre la salud intestinal y la salud de nuestra piel.** En 1930, dos dermatólogos estadounidenses, John H. Stokes y Donald M. Pillsbury, de la Universidad de Pensilvania, fueron los primeros en sugerir una explicación gastrointestinal para describir la

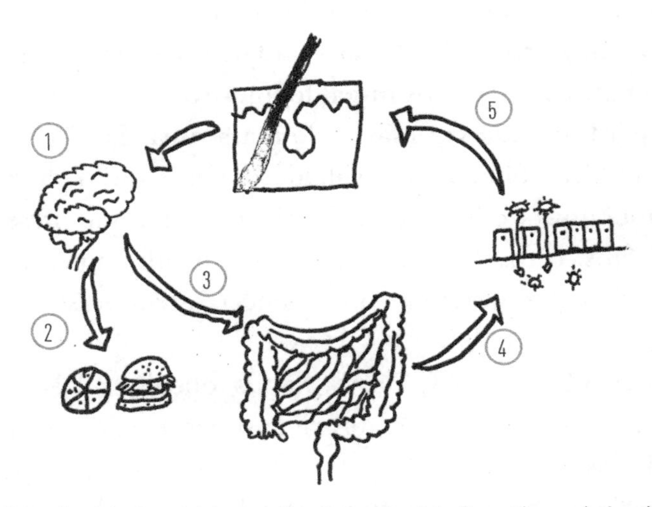


**Figura 2.** Eje cerebro-intestino-piel. La conexión entre cerebro-intestino está muy relacionada con la alimentación (1, 2, 3). Podemos ver cómo determinados alimentos afectan a la barrera intestinal (4), rompiéndola y liberando sustancias a la sangre que pueden alcanzar la piel, con las consecuencias que ello conlleva.

relación que existe entre el estado de la piel y diversas enfermedades psicológicas como la depresión y la ansiedad.

Cuando estos doctores se pusieron a investigar, establecieron la hipótesis de que **los estados emocionales podían cambiar la microbiota normal del intestino, aumentar la permeabilidad intestinal** —que veremos en profundidad en el capítulo 4— **y producir una inflamación en todo nuestro cuerpo, incluida la piel.** Lo que supondría un envejecimiento prematuro.

2. MASA ÓSEA: El tejido óseo se va modificando a lo largo de la vida, en una balanza entre las células que fabrican el hueso (osteoblastos) y las células que lo destruyen (osteoclastos). Los osteoblastos necesitan tener telómeros largos para seguir reproduciéndose. Sin embargo, **cuando los telómeros se acortan** —como vimos en el capítulo anterior—, **los osteoblastos envejecen y predomina la actividad de los osteoclastos, lo que va paulatinamente consumiendo nuestros huesos, al provocar una pérdida cada vez mayor de masa ósea.** En 2014, el Dr. Brenan hizo públicos los resultados de un estudio con ratones de laboratorio, criados específicamente para que presentasen telómeros cortos. En ellos se observó que sufrían pérdida temprana de masa ósea y, en consecuencia, osteoporosis.

3. CABELLO CON CANAS: En los folículos pilosos —cada uno de los huecos o aberturas en la superficie de la piel, a través de los cuales crece el pelo— hay unas células especiales, los melanocitos, que confieren el color al cabello. Las células madre (progenitoras) del folículo son las que producen esos melanocitos. Y, una vez más, **cuando los telómeros de estas**

**células madre se desgastan, los melanocitos no se consiguen regenerar con la rapidez suficiente como para colorear nuestros cabellos y evitar que nos aparezcan canas.** En 2009, la revista *Cell* publicó un estudio que sometía a ratones a factores químicos —radiaciones ultravioletas—, provocando daños en los melanocitos y, por ende, pelaje gris. Un proceso que se asemeja a lo que sucede con el paso del tiempo en las personas.

Si bien es cierto que Marta aprecia significativamente todos estos síntomas en el grupo que ha preferido apartarse del resto, también se da cuenta de que, entre aquellos que están charlando animadamente con Roberto, bromeando y haciendo el ganso, también los hay que peinan canas. Y muchas. Sin embargo, a ellos, debido a la envidiable vitalidad y lozanía que proyectan, estos cabellos blancos hasta les confieren un toque «interesante».

Aprovecha que uno de sus excompañeros está relatando una aburrida y manida anécdota de juventud para reflexionar acerca de una frase de Coco Chanel que Roberto le recuerda siempre: «No es la apariencia, es la esencia. No es el dinero, es la educación. No es la ropa, es la clase». Y, contemplando a unos y a otros, con ojo clínico, este aforismo de la diseñadora francesa le parece más acertado que nunca.

Gracias a la amplia representación de hombres y mujeres que hay allí congregados, Marta se da perfecta cuenta de que, independientemente de la genética de cada uno, todos aquellos que parecen y lucen más jóvenes tienen algo en común: una esencia vitalista que, curiosamente, tiende a coincidir con aquellos que se han preocupado por cultivarse a sí mismos, mental y corporalmente, manteniéndose en forma e informados.

Comienza a comprender el porqué de la insistencia de Roberto en venir a esta fiesta. Necesitaba ver con sus propios ojos aquello que él siempre le repite, a través de la famosa frase de Coco Chanel. «Ha sido una muy buena idea», reconoce mirando a su amigo en la distancia y viendo con qué ganas se ríe de un chiste que le acaban de contar. Cuando Roberto se da cuenta de que Marta le está mirando, le hace un gesto para que se aproxime. Al principio Marta se encuentra reticente. Pero ¿qué demonios...?

—Perdonadme —les dice a sus excompañeros—. Me están llamando desde aquel otro grupo. Voy a ver qué se cuece por allí...

Ahora que ya disponemos de las señales físicas que nos pueden indicar cuándo y a qué ritmo estamos envejeciendo, se impone también que nos cuestionemos acerca de nuestro estado de salud. Para ello, te voy a proponer una analogía muy gráfica que empleo con mis pacientes en la consulta, porque recrea en sus mentes una imagen muy precisa de lo que ocurre constantemente en nuestros cuerpos.

Imagínate ese cajón de tu nevera en el que almacenas varias frutas y verduras. Un día vas a echar mano de una de ellas y te das cuenta de que está podrida. Es inevitable que te embargue la sensación de que no es solo esa fruta o esa hortaliza la que se ha echado a perder. Sospechas que una buena parte de lo que contiene el cajón también se ha deteriorado. Y, efectivamente, al comprobar tus temores, llegas a la conclusión de que, por más que te pese, convendría tirar todas las frutas y verduras. ¿Por qué ocurre esto?

Lo que ha sucedido es que la pieza de fruta que se ha podrido comenzó a emitir una serie de gases que han acabado afectando al resto. **Una célula envejecida envía señales a las otras células que la rodean, provocando inflamación en ellas.**

Cuando los genes de una célula sufren daños o sus telómeros son demasiado cortos, esa célula detecta que su ADN está en peligro y se reprograma para emitir unas moléculas capaces de desplazarse hasta otras células para pedir ayuda. Estas moléculas se denominan SASP, fenotipo secretor asociado a la senescencia, por sus siglas inglesas.

Sin embargo, los telómeros responden de manera anómala a los daños en el ADN. Están tan ocupados con su propia protección que, aunque la célula haya pedido ayuda, los telómeros impiden el paso a cualquier auxilio procedente del exterior. Pero, paradójicamente, estos mismos telómeros acortados pueden pasarse meses emitiendo señales de ayuda continuamente, sin dejar que la célula envejecida emprenda acciones para resolver los daños.

Estas alarmas incesantes pueden ser la causa de terribles repercusiones. Porque, de este modo, esa célula se convierte en la manzana podrida de tu nevera: su «sistema de alarma» (SASP) revoluciona y afecta a todos los tejidos de alrededor. Judith Campisi, del Buck Institute for Research on Aging, fue la descubridora del SASP, así como de la inflamación crónica que estas moléculas provocan. Un factor decisivo en el origen de muchas enfermedades. De ahí que la comunidad científica haya bautizado a este fenómeno con el nombre de *inflammaging*, combinación de los términos *inflammation* («inflamación») y *aging* («envejecimiento»).

Se trata de una inflamación persistente que, al principio, puede ser leve. Pero que se acentúa con la edad. Son muchos los factores que provocan esa inflamación: deterioro de las proteínas, acortamiento de los telómeros y otros factores que ya has tenido ocasión de ver a lo largo del capítulo 1. Esa inflamación crónica es la base de ciertas enfermedades cardiológicas, respiratorias, articulares y digestivas. Y también del cáncer.

Si quieres detener el fenómeno de *inflammaging* y prolongar al máximo tu salud, tienes que hacer lo posible por prevenir la aparición de esa inflamación crónica. En este libro trataremos varios de los factores que producen esta situación, como el estrés, la alimentación o el desequilibrio constante de la microbiota intestinal conocido como disbiosis intestinal..., ya que esta se puede producir en cualquier órgano de tu cuerpo:

1. ENFERMEDADES CARDIOLÓGICAS: En un estudio de 2013, en el que participaron numerosos científicos y que encabezó la Dra. Veryan Codd, se llegó a demostrar que, en ese proceso inflamatorio, las células hinchadas se adhieren a las paredes arteriales y atrapan el colesterol, formando placas. Si se rompe una de esas placas se puede generar un coágulo, quedando la arteria obstruida. Y, si ese coágulo se produce en la arteria coronaria, impidiendo el correcto flujo de sangre al corazón, puede provocar un infarto.
2. ENFERMEDADES RESPIRATORIAS: Con el envejecimiento hay más predisposición a padecer asma, enfermedad pulmonar obstructiva crónica (EPOC) y fibrosis pulmonar. Las personas que padecen estas enfermedades presentan telómeros más cortos en sus células del sistema inmunológico

y en las células pulmonares. A falta de un buen mantenimiento de los telómeros, las células madre que producen las células de los pulmones se vuelven senescentes.

3. ENFERMEDADES NEUROLÓGICAS: Como el alzhéimer y el párkinson. Están relacionadas con el envejecimiento prematuro. No te sorprenderá saber que las personas que padecen problemas cognitivos tempranos suelen presentar telómeros cortos. Así lo demostró un estudio realizado en 2009 por la Dra. Kristine Yaffe sobre septuagenarios sanos. En ellos, los telómeros cortos predijeron un deterioro cognitivo general en años posteriores.

De vuelta al gimnasio del instituto donde se está celebrando el vigésimo aniversario de la promoción de Marta, nos sorprenderíamos al comprobar cómo ha cambiado la expresión que refleja su rostro. Ahora comparte las chanzas de sus antiguos compañeros y hasta se atreve a narrar alguna anécdota que arranca risas a su alrededor. Contagiada por el buen ambiente que impera en este grupo de exalumnos —y por alguna cervecita que ya se ha tomado, todo hay que decirlo—, Marta se viene arriba.

Aprovechando una pausa en la música, se atreve a coger el micrófono del escenario y, tras saludar a todos los allí presentes, a plantearles también a ellos aquella pregunta que tanto le preocupa:

—¿Cuántos de vosotros os sentís más jóvenes de lo que correspondería a la edad que tenemos…?

Marta ya se esperaba que el grueso del grupo al que se había «acoplado» Roberto alzase la mano y montase algarabía. Pero lo que no se esperaba para nada era que también lo hiciesen algunos de sus excompañeros del conjunto del fondo del gimnasio. Para su asombro, la mayoría de los allí reunidos, prácticamente tres de cada cuatro personas, ha alzado la mano y, por tanto, afirma sentirse más joven de lo que corresponde a su edad.

La música vuelve a llenar el pabellón y Marta desciende parsimoniosamente del escenario, imbuida en sus propios pensamientos. «Sentirse joven no es lo mismo que desear ser más joven», piensa. Ansiar la juventud es precisamente lo contrario de lo que deberíamos hacer, que es asumir el paso de la edad y trabajar con ello, aceptarnos tal como somos, aunque sea sin dejar de esforzarnos por conservar nuestra buena forma física y mental.

—Parece que ya va siendo hora de retirarse —dice Roberto, adivinando los pensamientos de su amiga. Marta es consciente de que lo último que desea Roberto en ese momento es volverse para casa. Y que, si le dice eso, es porque tiene una empatía que no le cabe en el cuerpo.

Ya en el coche, de vuelta al barrio, Roberto trata de sacar a Marta de sus cavilaciones compartiendo con ella el título de uno de los libros que ha leído recientemente y que trata, precisamente, de un pueblito japonés donde residen las personas más longevas del mundo, ancianos nipones que gozan de un entusiasmo y unas ganas de vivir tan asombrosas que parecen impropias de su edad. Y, sin embargo, según los estudios efectuados, todo apunta a que existe un poderoso vínculo entre el propósito que estas personas centenarias le encuentran a su vida y su extraordinaria longevidad.

—Es un libro de 2016 —le refiere Roberto—, escrito por Héctor García y Francesc Miralles, y que se titula ***Ikigai.***

—¿Iki... qué...? —pregunta Marta extrañada.

—***Ikigai*** —repite él—. Un *bestseller* que trata sobre lo que parece ser el secreto de los habitantes de Okinawa, la localidad en la que se concentra la mayor cantidad de centenarios del mundo, para una vida larga y feliz. Lo llaman *ikigai*, que podría traducirse como «vida con valor» o «razón de ser».

—¿Y si yo no tengo un *ikigai* de esos...? —Ante la pregunta de su amiga, Roberto estalla en carcajadas.

—Todos tenemos un *ikigai*, Marta —le dice él secándose las lágrimas de los ojos—. Lo que pasa es que no nos han educado para encontrarlo y basar nuestra vida en él. Depende de cada uno responsabilizarse de hallar aquello que le otorga valor a su vida. De otra manera, corremos el riesgo de no encontrarle mucho sentido a nuestra existencia.

Como muy bien dice Roberto, el objetivo último del *ikigai* no es tanto que alcances la felicidad como que identifiques aquello que se te da bien, que te da placer realizar y que, además, sabes que aporta valor al mundo. Cuando lo llevas a cabo, no solo experimentas cómo se incrementa tu autoestima; también sientes que tu presencia en el mundo es sostenible y tiene un propósito porque, a cambio de todos los recursos y atenciones que has recibido, has conseguido poner al servicio de los demás lo mejor de ti.

Okinawa no es el único emplazamiento del planeta en el que los ancianos, además de haber sobrepasado la barrera de la centuria, conservan una vitalidad y un entusiasmo envidiables. Siete años antes de que García y Miralles viajasen hasta Japón para visitar Okinawa, Dan Buettner escribió un libro titulado *The Blue Zones*, basado en un estudio elaborado por científicos y demógrafos sobre las cinco regiones del mundo en las que las características específicas locales y los estilos de vida que en ellas se dan parecen estar detrás de las causas de una alta incidencia de casos de longevidad.

***Estas CINCO ZONAS AZULES son:***

1. Okinawa, Japón (en particular al norte de la isla);
2. Cerdeña, Italia (específicamente las provincias de Nuoro y Ogliastra);
3. Loma Linda, California, Estados Unidos;
4. Península de Nicoya, Costa Rica;
5. Icaria, Grecia.

Okinawa destaca de entre todas ellas porque, allí en concreto, hay más personas mayores de cien años por cien mil habitantes que en cualquier otra región del planeta. Las investigaciones médicas llevadas a cabo nos proporcionan los siguientes datos de sus habitantes:

- Además de vivir muchos más años que el resto de la población mundial, padecen menos enfermedades crónicas como el cáncer o enfermedades cardiológicas. Asimismo, se aprecia un notable descenso de enfermedades inflamatorias.
- Son muy numerosos los casos de centenarios con un envidiable nivel de vitalidad y un estado de salud que sería impensable en ancianos de otras latitudes.
- Su sangre presenta un nivel más bajo de radicales libres, respon-

sables del envejecimiento celular, debido a la cultura del té y a la costumbre de ingerir alimentos solo hasta saciar su estómago (lo que vendría a corresponder al 80 % de su capacidad total).

- La menopausia en las mujeres es mucho más suave y, en general, hombres y mujeres mantienen un nivel elevado de hormonas sexuales hasta edades muy avanzadas.
- Los casos de demencia presentan también un índice notablemente más bajo que la media de la población mundial.

Según Michel Poulain, Giovanni Mario Pes, Claude Grasland, Ciriaco Carru, Luigi Ferrucci, Giovannella Baggio, Claudio Franceschi y Luca Deiana, los científicos y demógrafos que han comparado las vidas en las cinco zonas azules, **las claves de una vida larga son:**

1. **LA DIETA:** Apenas comen carne ni alimentos procesados. Y beben alcohol con moderación.
2. **EL EJERCICIO:** La actividad que practican no es extrema, pero se mueven todos los días para pasear o ir al trabajo. Prefieren caminar que ir en coche.
3. **PROPÓSITO VITAL:** Adquirir un compromiso de aportar valor al conjunto de la sociedad desde nuestros dones y talentos innatos, o desde aquello que más nos gusta o mejor se nos da, parece ser otra de las claves de esta extraordinaria longevidad.
4. **BUENAS CONEXIONES SOCIALES:** O lo que en Okinawa se denomina *moai*. Disponer de un grupo de amigos muy cercanos, con los que establecer una red de cariño y cuidados mutuos.

Por tanto, después de todo lo que hemos explicado, podemos afirmar que nuestra salud y, por ende, la aparición (y prevención) del envejecimiento prematuro —que, recordemos, se debe a la conjugación del componente genético con el ambiental— se pueden ver afectadas, a grandes rasgos, por:

1. la alimentación,
2. la gestión del estrés,
3. la actividad física.

Estos tres factores, además, influyen en nuestro intestino. Y, más concretamente, en nuestra **microbiota y permeabilidad intestinal.** En los capítulos siguientes explicaremos de una manera detallada por qué son tan importantes para ti la microbiota y la permeabilidad intestinal. También comprobarás cómo pueden afectar a tu salud. Y, en la última parte del libro, tendrás ocasión de informarte acerca de los distintos factores que afectan a tu intestino, así como sobre lo que está en tu mano manejar para tener una existencia longeva, repleta de salud y de calidad de vida.

*¿Qué hace que parezcas y te sientas más mayor de lo que eres?*

**CONSEJOS PRÁCTICOS**

Si tienes una idea negativa del envejecimiento, convendría que te esforzases por cambiarla. Adaptando la escala de percepción del envejecimiento de Levy, responde a esta pregunta:

**¿Qué percepción tienes del envejecimiento?**

Selecciona de cada línea de esta tabla uno de los dos adjetivos propuestos. Aquel con el que más identifiques el envejecimiento.

| | |
|---|---|
| *Gruñón* | *Optimista* |
| *Dependiente* | *Capaz* |
| *Lento* | *Lleno de vitalidad* |
| *Frágil* | *Confiado* |
| *Solitario* | *Intenso afán de vivir* |
| *Confundido* | *Sabio* |
| *Nostálgico* | *Emocionalmente complejo* |
| *Desconfiado* | *Relaciones estrechas* |
| *Amargado* | *Afectuoso* |

En aquellas ocasiones en que hayas marcado uno de los adjetivos de la columna de la izquierda, toma consciencia de tus prejuicios hacia la vejez como algo negativo, y trata de recordarte (observando la columna de la derecha) que siempre existe un lado positivo.

**MENSAJES PARA LLEVAR A CASA:**

1. El envejecimiento se manifiesta a través de una serie de señales físicas, evidentes para todo el mundo.
2. El envejecimiento se acompaña de una inflamación crónica, que es la que se relaciona con el desarrollo de enfermedades cardiológicas, respiratorias, articulares y neurodegenerativas. E incluso con el desarrollo del cáncer.
3. No es lo mismo querer ser más joven que sentirse más joven.
4. Una dieta equilibrada, el ejercicio regular, gozar de un propósito en la vida y unas buenas relaciones sociales son las claves para vivir más años. Pero, sobre todo, para hacerlo con una mayor calidad de vida.

# 3. El intestino: tu casa interior

Marta está decidida. Asistir a esa reunión de antiguos alumnos de su instituto ha supuesto un punto de inflexión. Ahora no solo sabe que necesita darle un nuevo rumbo a su vida. También que, en gran medida, conseguirlo depende de ella. Y se ha propuesto tomar cartas en el asunto.

Además, su amigo Roberto le ha facilitado unos cuantos libros, que ella está «devorando», para ayudarla a enfocar su vida de otra manera. Entre ellos, uno que afirma que nuestro intestino es como nuestro segundo cerebro. Otros se centran en la importancia de cuidar nuestro aparato digestivo a través de su microbiota, así como en todos los beneficios que reporta hacerlo. De modo que Marta se ha puesto a leer esos libros como si su vida dependiera de ello. Porque, de hecho, siente que es así…

Cuantos más conocimientos va acumulando Marta acerca de su propio intestino, más se asombra de la importancia crucial que este tiene en nuestras vidas. «¿Cómo he podido vivir de espaldas a todas estas informaciones durante media vida?», se pregunta. Ahora es perfectamente capaz de presumir el origen de cierto tipo de dolencias que lleva padeciendo desde hace tiempo. No en vano, hasta el propio Hipócrates —hace ya dos mil quinientos años— insistía en que «toda enfermedad comienza por el intestino».

Para que le resulte más fácil el estudio de los elementos que conforman la pared del intestino, la deformación profesional de Marta —recordemos que es arquitecta técnica— la ha llevado a imaginárselos como la estructura de una de las casas que diseña en el estudio donde presta sus servicios como aparejadora.

Durante el paseo de hoy, se los iba refiriendo a Roberto de la siguiente manera:

1. Los ladrillos de la casa son las células que componen nuestra pared intestinal.
2. El cemento que consigue que esos ladrillos estén bien unidos es lo que se denomina permeabilidad intestinal.
3. Los ladrillos se tienen que recubrir con una pintura aislante e impermeable, que en nuestro intestino es el moco.
4. Por fuera de esa capa impermeable, aplicaremos una pintura que, además de embellecer nuestra pared, nos proteja de los pequeños golpes y el desgaste que se producen con el paso del tiempo. Esa capa impermeable sería la microbiota intestinal.
5. Una vez construida la estructura, requiere de un sistema eléctrico, que, por analogía en nuestro tubo digestivo, vendría a ser el sistema nervioso entérico, capaz de transmitir señales eléctricas al resto del cuerpo.
6. Y, por último, pero no por ello menos importante, instalaremos una alarma que detecte la entrada de intrusos en nuestra casa. De esta labor de vigilancia se encarga el sistema inmune que se encuentra en la pared intestinal.

¿Te imaginas un sistema de alarma que recubriese por completo dos pistas de tenis juntas...? Pues ese es el área aproximada de todo tu intestino. Se trata de una de las regiones más expuestas de nuestro cuerpo. **Diariamente millones de sustancias potencialmente dañinas y agentes infecciosos amenazan el equilibrio entre salud y enfermedad. Entran en nosotros por el tubo digestivo.** Y, aunque la mayoría de ellas se disuelven por el ácido clorhídrico de nuestro estómago, de alguna manera, bacterias como la *Escherichia coli* o la salmonela, responsables de miles de infecciones intestinales cada año, consiguen sobrevivir al ácido gástrico. De ahí el papel crucial que desempeña el sistema inmunológico que se encuentra en la pared intestinal.

Al contrario de lo que muchos de mis pacientes piensan, **la mayor parte de la digestión no se lleva a cabo solo en el estómago, sino también en el intestino delgado.** Un tubo de unos ocho metros de longitud, cuya función va desde la absorción de los nutrientes procedentes de la comida hasta el transporte de agua y electrolitos a la sangre, pasando por la secreción de agua y proteínas a la luz intestinal.

Para la ejecución de esta función de digestión y absorción de alimentos, la pared intestinal está constituida por vellosidades —que tienen forma de «dedos»— que, a su vez, están revestidas de microvellosidades. Pequeñas proyecciones similares a finos cabellos que incrementan enormemente su superficie, así como la capacidad de absorción de nutrientes. Entre esos dedos, se encuentran unas zonas más profundas, que se llaman criptas o cavidades de Lieberkühn, donde nacen todas las células que forman parte de la pared intestinal.

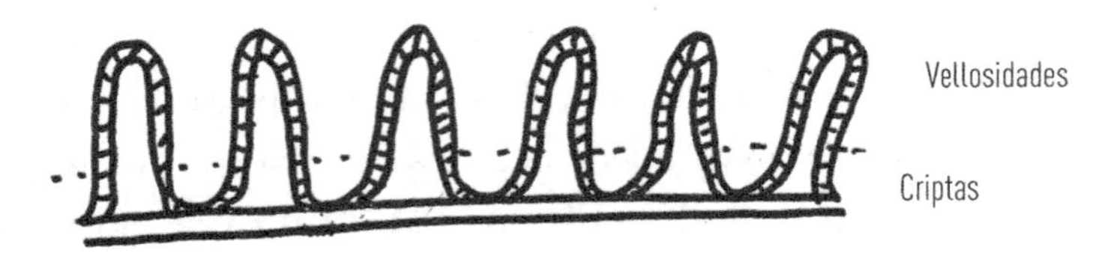


**Figura 3.** En este dibujo se diferencian las vellosidades y las criptas.

**Además de la función meramente digestiva, nuestro intestino tiene una función defensiva que impide el paso de agentes tóxicos**, microorganismos patógenos, desde la luz intestinal (el espacio interior por el que transitan alimentos, toxinas, microorganismos, enzimas, etc.) hacia el medio interno. De este modo, se erige en una barrera selectiva que permite exclusivamente el paso de sustancias que favorecen al desarrollo del sistema inmunitario intestinal.

De hecho, la pared intestinal está especialmente adaptada para ser el hogar de millones de bacterias comensales —microorganismos que obtienen nutrientes y/o protección a expensas de otro sin producirle daño ni beneficio—, que participan en los procesos digestivos e influyen decisivamente en el desarrollo y la función del sistema inmunitario intestinal.

Estas dos funciones, digestiva y defensiva, son llevadas a cabo gracias a la anatomía de la mucosa intestinal (parte más externa de la pared intestinal), en la que confluyen diferentes mecanismos que actúan de forma coordinada para asegurar su correcto funcionamiento.

La alteración en los mecanismos de defensa de esta barrera favorece el paso de sustancias al medio interno que, en condiciones normales, deberían ser excluidas, dando lugar al desarrollo de respuestas inmunitarias exageradas. Estas «sobreactuaciones» del sistema inmunitario, a su vez, pueden aumentar la alteración de la barrera y activar un proceso inflamatorio de la propia pared del intestino.

Pero si esta situación no se revierte, la inflamación se puede extender a otras partes de nuestro cuerpo. Por ello, la alteración de la función de la barrera intestinal se ha asociado al desarrollo de enfermedades inflamatorias en el tracto digestivo. Entre ellas se encuentran la celiaquía, la enfermedad inflamatoria intestinal o el síndrome del intestino irritable. Pero también otras patologías extradigestivas, como la esquizofrenia, la diabetes, la enfermedad de Parkinson, la artritis y la dermatitis, entre otras.

***¿Cuáles son los componentes de nuestra barrera intestinal?***

Aprovechando la ingeniosa analogía de Marta, describiremos la barrera intestinal como esa «pared» que separa la luz intestinal —por donde circulan los alimentos, las toxinas, los microorganismos, las enzimas…— de la parte interna, y donde también se encuentran el sistema de defensa y el sistema nervioso. Todos ellos forman la barrera intestinal.

La pared intestinal está compuesta por varias capas: mucosa, submucosa, muscular y serosa. La que está más implicada en lo relacionado con la salud intestinal es **la mucosa, compuesta por los siguientes elementos:**

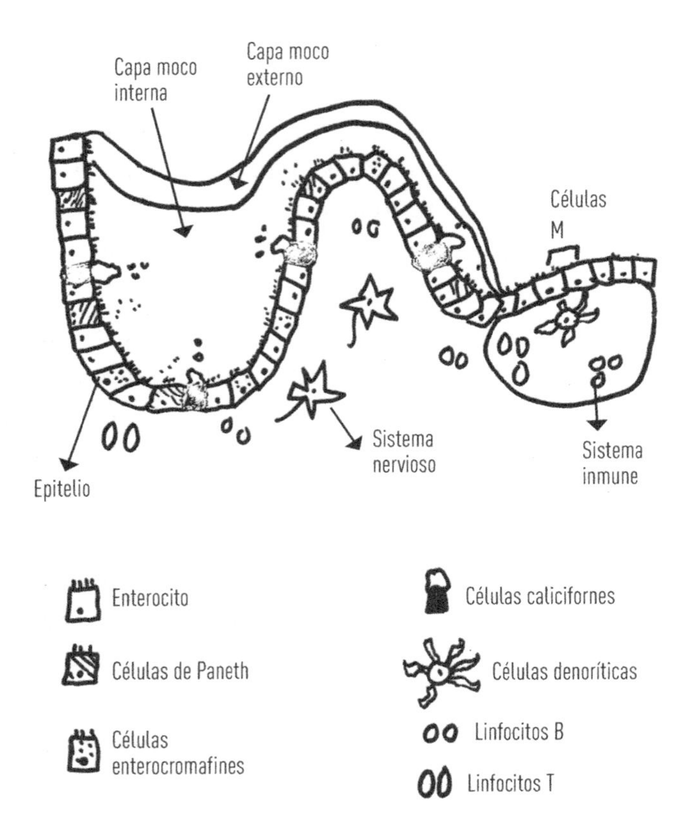


**Figura 4.** Partes de la barrera intestinal.

El EPITELIO (los ladrillos que integran nuestra barrera intestinal). El epitelio intestinal está compuesto por un tejido de células íntimamente unidas, que recubre la superficie externa de la pared intestinal. Como Bill Bryson destaca muy gráficamente en su obra, *El cuerpo humano: Guía para ocupantes*, estas abnegadas y estoicas células «son lo único que nos protege de digerirnos a nosotros mismos».

Debido a la extrema corrosividad de los ácidos digestivos, las células epiteliales sufren tal desgaste que necesitan renovarse cada tres o cuatro días, lo que representa la tasa de rotación celular más alta de todo el cuerpo. Las células madre intestinales, encargadas de producir los distintos tipos de células maduras que van a formar la barrera intestinal, residen en la base de las criptas de Lieberkühn.

Esas células maduras migran hacia la punta de la vellosidad, donde se terminarán de desarrollar para desempeñar su función. Las células que componen ese tejido al que denominamos epitelio intestinal son:

- **Enterocitos**, que constituyen el 80 % de esta capa. Se encargan fundamentalmente de la absorción de los nutrientes y del mantenimiento de la integridad de la pared.
- **Células *goblet***: especializadas en la secreción de una viscosa mucosidad protectora.
- **Células de Paneth**, que liberan las defensinas. También conocidas como «los antibióticos naturales».
- **Células enterocromafines,** que se encargan de liberar hormonas y proteínas cuando las neuronas y fibras nerviosas que se encuentran dentro de la pared intestinal así se lo piden.
- **Células M,** que son los «policías del intestino»: capturan las sustancias tóxicas y se las muestran a «los jueces», que son las células del sistema inmunitario. Estas «juzgan» si dichas sustancias son conocidas o no. Y, si la sentencia es condenatoria, se eliminan de nuestro sistema.

Marta le explica a Roberto que esos ladrillos epiteliales —que son los enterocitos— están ensamblados firmemente entre sí por el «cemento» de las UNIONES INTERCELULARES, elaborado a base de proteínas que se encargan de sellar los huecos que hay entre ellos. En condiciones normales estas proteínas se abren o se cierran en función de cómo se encuentren los elementos de esa pared.

Si alguno de ellos se encuentra deteriorado, es más fácil que esas proteínas pierdan su función, provocando que el contenido intestinal penetre en otras partes del cuerpo, lo que daría lugar a graves trastornos. «Como cuando una pared tiene humedades», dice Marta a modo de ejemplo para que Roberto lo entienda. Aunque lo cierto es que esto raras veces ocurre.

Le llega el turno a la **MICROBIOTA INTESTINAL**, uno de los aspectos relativos a nuestro intestino que más fascinan a Marta. Es «la capa de pintura», como la denomina ella. **El conjunto de microorganismos que habitan en el interior de nuestro intestino.** No obstante, es un tema tan amplio y apasionante que Marta le pide a su amigo que tenga paciencia; que dedicarán íntegramente otro paseo para hablar de ese asunto en particular. Así que ya lo sabes, tendremos que esperar hasta el capítulo siguiente para entrar de lleno en el mundo de la microbiota, de su formación y sus funciones.

El cuarto elemento que conforma nuestra barrera intestinal es lo que Marta ha bautizado como «la capa impermeabilizante», y que no es otra cosa que el **MOCO INTESTINAL.** En la capa más externa de este moco es donde se encuentran la microbiota y ciertos nutrientes, como los ácidos grasos de cadena corta (AGCC). La capa más interna del moco intestinal tiene una función de anclaje y protección, en la que además se encuentran involucrados anticuerpos, bacteriocinas y defensinas.

El intestino produce un promedio de un litro de moco diario. En su elaboración emplea unas glicoproteínas llamadas mucinas, que también son secretadas en esas oscuras criptas del epitelio de la pared intestinal. MUC2 es el nombre que recibe la mucina más importante del moco intestinal.

***El moco intestinal se encarga fundamentalmente de:***

1. **Protegernos:** Gracias a los anticuerpos, bacteriocinas, enzimas y AGCC producidos por la microbiota intestinal.
2. **Aportar nutrientes:** La microbiota que encuentra su hogar en el moco intestinal degrada las mucinas, produciendo AGCC (butirato, acetato y propionato), que son una fuente importante de energía. Estos ácidos grasos de cadena, además de aportar nutrientes a las propias bacterias y células del epitelio de la pared intestinal, son moduladores de la respuesta inflamatoria de la mucosa intestinal.
3. **Prevenir la inflamación intestinal:** Las glicoproteínas del MUC2 del mucus, además de barrera física, proporcionan señales antiinflamatorias a las células del sistema para que este reaccione o no ante determinadas sustancias.

Ya hemos visto cómo en esta casa, que es nuestro intestino, cada día intentan «colarse» millones de intrusos con mejores o peores intenciones. Y, precisamente por esto —porque, de entrada, nuestra boca admite casi a cualquiera—, necesitamos instalar una alarma. De esta labor de vigilancia se encarga el quinto elemento de nuestra barrera intestinal: el **SISTEMA INMUNE** que se encuentra en la pared de nuestro intestino.

La barrera epitelial, la secreción de agua, las sustancias antimicrobianas y la motilidad intestinal, principalmente, restringen el paso de toxinas y microorganismos desde la luz intestinal hacia el medio interno. Sin embargo, estos mecanismos inespecíficos no siempre son suficientes y es necesario un sistema de vigilancia, llevado a cabo por el sistema inmunitario, que permita una respuesta rápida y coordinada.

Así, el sistema inmunitario, al tiempo que adquiere tolerancia frente a toxinas o sustancias inocuas —como las procedentes de la dieta o de la microbiota que habita en nuestro intestino—, entra en acción frente a agentes nocivos. Esto provoca que se encuentre en un estado de activación constante denominado «inflamación fisiológica».

La primera respuesta inmunitaria que se activa es inespecífica y la lleva a cabo el sistema inmunitario innato, que está ampliamente representado en el tracto gastrointestinal por las propias células epiteliales, células dendríticas, macrófagos y células *natural killer* (NK). Más adelante, si esa inflamación quedase fuera de control, entrarán a formar parte los elementos del sistema inmunitario adaptativo, que incluye los conocidos linfocitos T y B e induce una respuesta específica y memorizada frente a ciertos antígenos.

Del mismo modo que en nuestra casa necesitamos electricidad —que nos permita disfrutar de la energía necesaria para que funcionen los electrodomésticos, el teléfono, o se enciendan las bombillas—, nuestro hogar intestinal también necesita su propio **SISTEMA ELÉCTRICO**. En este caso **compuesto**

**por el sistema nervioso central** (SNC) **y el sistema nervioso entérico intestinal** (SNE). Entre ambos, se encargan de coordinar las funciones digestivas y el mantenimiento del equilibrio intestinal, mediante la liberación de diferentes moléculas, llamadas neurotransmisores.

El SNE está organizado por grandes redes interconectadas compuestas por neuronas y células gliales —que se encargan de dar soporte a las neuronas—. Estas redes neuronales se agrupan en ganglios situados en dos grandes plexos: el plexo mientérico (de Auerbach) y el plexo submucoso (de Meissner). El SNE está en estrecho contacto con las células epiteliales intestinales y las células enterocromafines, modula la respuesta inflamatoria y colabora con el sistema inmunológico en la respuesta a patógenos.

El SNE, asimismo, se compone de neuronas sensoriales, interneuronas y neuronas motoras, que controlan el movimiento intestinal, los cambios locales en el flujo de sangre y la secreción de agua y electrolitos. También contiene células gliales entéricas, que forman una gran red en todas las capas del tracto gastrointestinal y sirven como intermediarias en el procesamiento de la transmisión nerviosa y la información entérica al sistema nervioso autónomo principal. Y este a su vez al SNC.

## Permeabilidad intestinal

Todos los conceptos y explicaciones que vas a encontrar a lo largo de este libro son de vital importancia para tu longevidad y calidad de vida. Pero si tan solo tuvieras tiempo de enfocarte en dos de ellos, sin duda alguna, estos deberían ser **la microbiota y la permeabilidad intestinal.**

A la microbiota quiero dedicar íntegramente el próximo capítulo. Y, a continuación, voy a explicar el concepto de permeabilidad intestinal, del que cada vez escuchamos hablar más —aunque no siempre de una forma correcta—, por la implicación que tiene en diversas enfermedades, así como por la posibilidad que ofrece de diagnosticarla con determinadas pruebas.

Para adquirir un conocimiento preciso sobre qué es la permeabilidad intestinal, en primer lugar, hemos de tener clara cuál es la diferencia entre esta y la barrera intestinal. Porque, aunque no son para nada lo mismo, lamentablemente en algunas publicaciones se han empleado como sinónimos.

Como ya hemos visto en el apartado anterior, la barrera intestinal es esa «pared» que separa la luz intestinal de la parte interna del intestino, y donde se encuentran el sistema de defensa y el sistema nervioso. Mientras que la permeabilidad intestinal se define como una característica de funcionamiento de esa barrera intestinal.

De hecho, la permeabilidad intestinal es una característica de la barrera intestinal estrechamente relacionada con la microbiota, así como con los elementos del sistema inmunitario. Hasta el punto de que entre los factores que pueden alterar la permeabilidad intestinal se encuentran las modificaciones de la microbiota intestinal, las alteraciones de la capa de moco y el daño epitelial, fundamentalmente.

A modo de resumen, podemos decir que:

- **La barrera intestinal** es una entidad funcional que separa la luz intestinal de la parte interna de nuestro cuerpo, y que está formada por todos los elementos que hemos mencionado anteriormente.
- **La permeabilidad intestinal** se define como una característica funcional de la barrera intestinal, que en condiciones de normalidad permite el paso de determinadas moléculas, necesarias para nuestro buen funcionamiento.
- La **alteración de la permeabilidad intestinal** se define como una permeabilidad perturbada que conduce a una pérdida del equilibrio intestinal, deficiencias funcionales y enfermedades. Además del estilo de vida, los factores dietéticos como el alcohol, los alimentos ricos en grasas y procesados pueden aumentar la permeabilidad intestinal.

—Imagínate que has comprado esa casa con la que llevas tanto tiempo soñando —le propone Marta a Roberto, al tiempo que señala un bonito chalet que destaca al otro lado del parque—. Una casa bien construida, robusta, con sus paredes bien cementadas y aisladas, con sus correspondientes capas de pintura impermeabilizante. Dentro de esa pared se encuentra toda la instalación eléctrica que permite que tu casa tenga la energía necesaria para poder vivir en ella. Además, has instalado una buena alarma para que detecte la entrada de cualquier intruso.

»Pero, con el paso del tiempo —continúa exponiendo Marta—, la lluvia y el viento pueden producir daños en tu casa y quizás le tengas que dar una nueva mano de pintura para que mantenga sus condiciones iniciales y unas paredes «saludables». Si no lo haces así, con total seguridad te encontrarás con goteras, humedades o filtraciones, que pueden dañar el sistema eléctrico. Y, si aun así no pones remedio, más adelante, será la estructura de la casa la que se vea comprometida.

Esto que le acaba de explicar Marta a Roberto es lo que denominaríamos alteración de la permeabilidad intestinal.

***¿Qué puede dañar la permeabilidad intestinal?***

1. Infecciones gastrointestinales: como virus, bacterias, parásitos, hongos.
2. Medicamentos como omeprazol o pantoprazol, y antiinflamatorios como el ibuprofeno.
3. Determinados alimentos ricos en grasas saturadas, azúcares, procesados, etc.
4. Estrés.
5. La edad: a medida que cumplimos años, nuestra barrera intestinal se va debilitando.

Por otro lado, cada vez son más numerosas las investigaciones que sugieren que las alteraciones en la barrera y la microbiota intestinales se encuentran detrás de las causas que originan diversas enfermedades. En la revisión realizada por el Dr. Schoultz en la revista *Cells* en 2020, se describen las enfermedades en las que se ha evidenciado alteración de la permeabilidad intestinal:

- neurológicas, como alzhéimer o párkinson;
- psiquiátricas, tales como la ansiedad o la depresión;
- pediátricas, como la obesidad, la diabetes mellitus, el autis-

mo, los trastornos de déficit de atención o la hiperactividad, entre otras;
- dermatológicas, como es el caso de la rosácea, el acné o la dermatitis atópica;
- digestivas, tales como el síndrome de intestino irritable, la enfermedad inflamatoria intestinal, la esteatohepatitis no alcohólica o la celiaquía;
- endocrinológicas, como la afectación tiroidea, la obesidad;
- e intolerancias y alergias alimentarias.

*Diagnóstico de la permeabilidad intestinal*

Existen diversos procedimientos para medir y diagnosticar la permeabilidad e integridad intestinal. A continuación, referiré los tres que suelo emplear con mis pacientes de forma más habitual:

1. **Ingestión de macromoléculas**: Stephan Bischoff hace una revisión de las técnicas utilizadas para diagnosticar la permeabilidad intestinal y, en su artículo publicado en 2014 en la revista *BMC Gastroenterology*, describe qué implica esta técnica, que consiste en deglutir un líquido con una molécula de gran tamaño (suele ser un azúcar). La molécula de gran tamaño cruza la pared intestinal solo si la función de barrera intestinal está comprometida. En caso de pérdida de la función de barrera, tales moléculas atraviesan la barrera intestinal, aparecen en la circulación sanguínea y pueden detectarse en la orina. Si la pared intestinal está intacta, no se observarán estas moléculas en la orina.
2. **Medición de productos de la microbiota intestinal**: Como

es el caso del lipopolisacárido (LPS), una proteína que se encuentra en la pared de determinadas bacterias. Si la encontramos en la sangre, es indicativo de una alteración de la pared intestinal; también se puede determinar la presencia de un ácido graso de cadena corta (AGCC) como es el butirato, que depende de factores dietéticos, así como de la composición y la actividad de la microbiota intestinal. Se ha objetivado que el ácido butírico modifica la expresión de las proteínas (el «cemento») que unen las células intestinales a favor de la preservación de la barrera. Por lo tanto, la deficiencia de butirato puede tomarse como un indicador indirecto de la función de barrera intestinal alterada. Este método es uno de los recogidos por Camilleri en la revista *Gut*, en 2019.

3. **Marcadores de inflamación e inmunidad intestinal**: Pertenecen a este grupo la calprotectina fecal, lactoferrina, alfa 1 antitripsina, elastasa y zonulina. En la última década se han centrado numerosos esfuerzos de investigación en el descubrimiento de moduladores fisiológicos de la permeabilidad intestinal. El Dr. Alessio Fasano, de la Universidad de Maryland, explica la implicación de la zonulina en la permeabilidad intestinal. La zonulina es, hasta ahora, la única proteína humana que regula reversiblemente la permeabilidad intestinal mediante la modulación de las proteínas que unen a los enterocitos. La cantidad de zonulina se puede determinar por su presencia en las heces.

## Enfermedades relacionadas con la permeabilidad intestinal

El estudio que he llevado a cabo personalmente sobre cientos de miles de casos de pacientes en mi consulta me lleva a concluir que la permeabilidad intestinal, al ser una disfunción de la barrera del intestino, tiene una implicación directa en el desarrollo de determinadas enfermedades digestivas. Con objeto de ejemplificar y demostrar esta tesis, cada vez más confirmada por la literatura científica, a continuación, voy a referir una serie de casos reales de pacientes en cuyas enfermedades hay evidencia científica de que la permeabilidad intestinal cumple un papel determinante en su desarrollo.

### *1. CASO DE VERÓNICA:*

Verónica tiene veintinueve años y afirma que, tras un viaje a Tailandia hace dos años, comenzó a sufrir episodios de diarrea y dolor abdominal. A su regreso a España, y ante la persistencia de la diarrea, decidió acudir a su médico habitual, quien le realizó unos cultivos de heces, objetivando un parásito, por lo que se le pautó un tratamiento antiparasitario.

Tras terminar su tratamiento, Verónica reconoce encontrarse mejor. Pero asegura que desde que realizó ese viaje, su tripa no está igual. Sufre episodios de diarrea ocasionalmente, junto con dolor. Le da miedo salir a la calle y quedar con amigas, «por si le entra un retortijón y no tiene un baño cerca».

Cuando acude a mi consulta, me comenta que ya no sabe qué comer y qué no: a veces un mismo cocido un día le sienta bien y otro día le sienta mal. Decido realizarle una analítica completa, incluida otra prueba de heces, con base en la cual le diagnostico un **síndrome de intestino irritable**, desencadenado tras una infección, en este caso un parásito.

Al solicitar la prueba de heces, especifico objetivar la presencia de zonulina en las deposiciones, que resulta dar positivo. Este hecho confirma la alteración de la permeabilidad intestinal. Le ofrezco un tratamiento «sellador» de la permeabilidad intestinal, tras el cual disminuye ostensiblemente el número de deposiciones diarias, lo que supone para Verónica un aumento sustancial de su calidad de vida.

El síndrome de intestino irritable es un trastorno digestivo que se caracteriza por dolor abdominal y cambio en la frecuencia o en la consistencia de las heces. El origen de la enfermedad es multifactorial. Si bien es cierto que los factores más destacables son una alteración en la microbiota (que estudiaremos en profundidad en el próximo capítulo), la permeabilidad intestinal alterada y el estrés, es necesaria la conjunción de varios de estos factores para que se desarrolle la enfermedad.

Hay varios estudios que confirman el papel de la permeabilidad intestinal en el síndrome de intestino irritable, uno de los más relevantes es el del Dr. Paul Enck. Otro de los estudios que relacionan la permeabilidad intestinal con el síndrome del intestino irritable es el llevado a cabo por el Dr. Piche, en el que realizó diversas biopsias de intestino a personas sanas y a pacientes con síndrome de intestino irritable. Gracias a estas muestras de tejido confirmó que las personas afectadas por esta enfermedad tienen menos proteínas que unen las células intestinales (el «cemento» al que se refería Marta). Además, aquellas que unen sus enterocitos funcionan mal, por lo que las conjunciones entre esas células son más laxas (están más abiertas) y permiten el paso de sustancias dañinas para nuestro cuerpo. Por todo ello, cada vez son más los tratamientos para la permeabilidad intestinal en los casos de síndrome de intestino irritable.

### *2. CASO DE MIGUEL*

Miguel fue diagnosticado hace más de cinco años de **colitis ulcerosa**. La colitis ulcerosa es una enfermedad que produce heridas (úlceras) en el intestino, y esto ocasiona diarrea, a veces con sangre y dolor abdominal. Miguel ha necesitado varios tratamientos para «tener dormida» la enfermedad.

Acude a mi consulta tras haberse realizado una colonoscopia (prueba que permite visualizar con una cámara la presencia de úlceras en el intestino), cuyo resultado es normal. Me refiere que, a pesar de estar curadas sus heridas del intestino, a veces se le hincha la tripa y le duele.

En el caso de la enfermedad inflamatoria intestinal, estudios como el de los doctores Kiesslich y Chang han demostrado que, en estos pacientes que tienen la enfermedad «dormida» pero presentan síntomas de dolor y gases, se debe a que su permeabilidad intestinal está aumentada. Además, del estudio del Dr. Kiesslich se concluye que tener una permeabilidad intestinal alterada aumenta la posibilidad de recaída de la enfermedad.

### *3. CASO DE LAURA*

Laura llega a mi consulta triste y sin ninguna esperanza. Le han diagnosticado hace unos años **fibromialgia**, enfermedad que produce un dolor agudo en músculos, tendones y ligamentos. Es una dolencia que puede manifestarse sola (primaria) o asociada a otras enfermedades. Además de sus dolores musculares, Laura me confiesa que, desde hace unos meses, presenta inflamación en las articulaciones, acompañada de cefaleas.

Le solicito una determinación de zonulina en heces, que sale aumentada, por lo que la hiperpermeabilidad que presenta Laura justifica el dolor de articulaciones y cefaleas.

El primer estudio que habla de la posible implicación de la permeabilidad intestinal en la fibromialgia data de 2008. Fue elaborado por el Dr. Goebel, y en él se describía cómo las pacientes con fibromialgia presentaban alteración de la permeabilidad intestinal en comparación con las personas sanas que participaron en el mismo estudio.

### *4. CASO DE CARLOS*

Carlos padece la **enfermedad de Parkinson** y acude a mi consulta porque ha «leído algo sobre la relación entre la permeabilidad intestinal y el párkinson». Su padre padeció párkinson a los cincuenta años y, desde ese momento, busca de manera incesante estrategias que puedan mejorar la calidad de vida de su padre. Él sabe que no se va a curar de su enfermedad, pero quiere tener una opción de mejora que poder ofrecerle.

En su estudio, el Dr. Schwiertz comprobó que los pacientes con párkinson tenían una permeabilidad aumentada en relación con las personas sin la enfermedad.

### *5. CASO DE NIEVES*

Nieves llega a mi consulta convencida de que su intestino tiene mucho que ver con su enfermedad. Ella padece de **artritis psoriásica**, que cursa con inflamación de articulaciones y lesiones en la piel. Nieves no tiene ningún síntoma digestivo, pero está segura —pues se ha informado profusamente sobre el tema— de que nuestro «segundo cerebro» es el intestino. Por tanto, acude a mi consulta muy esperanzada de que la pueda ayudar.

En este momento sigue un tratamiento para su artritis psoriásica. Decido realizarle una prueba de permeabilidad intestinal, que confirma su sospecha. Es el caso de las enfermedades autoinmunes (nuestro sistema inmunitario ataca por error a determinadas partes de nuestro cuerpo).

En los casos tanto de la artritis psoriásica que padece Nieves como de la artritis reumatoide o la dermatitis atópica, entre otras, se produce una activación del sistema inmunitario liberando unas sustancias llamadas citocinas, muchas de las cuales producen una apertura de las uniones entre células del intestino.

Desafortunadamente, en estos casos, todavía no existen suficientes pruebas científicas que evidencien si la permeabilidad intestinal es un factor que ayuda al desarrollo de estas enfermedades o si, por el contrario, es la enfermedad la que provoca que se produzca un aumento de la permeabilidad intestinal. No en vano, los primeros artículos que comenzaron a relacionar la permeabilidad intestinal con las enfermedades articulares datan de 2018, a cargo de la Dra. Chimenti.

**CONSEJOS PRÁCTICOS**

**Enfermedades relacionadas con alteraciones en la permeabilidad intestinal:**

| | |
|---|---|
| DE ORIGEN INTESTINAL | Determinados tipos de gastritis.<br>Enfermedad celíaca.<br>Esofagitis eosinofílica.<br>Síndrome de intestino irritable.<br>Enfermedad inflamatoria intestinal. |
| DE ORIGEN DIGESTIVO EXTRAINTESTINAL | Pancreatitis crónica.<br>Cirrosis hepática.<br>Esteatohepatitis no alcohólica. |
| DE ORIGEN NO DIGESTIVO | Estrés.<br>Enfermedades dermatológicas, como eczemas o dermatitis atópica.<br>Enfermedades reumatológicas, como artritis reumatoide.<br>Enfermedades neurológicas, como autismo, párkinson o alzhéimer.<br>Enfermedades psiquiátricas, como ansiedad, depresión.<br>Fibromialgia.<br>Síndrome de fatiga crónica. |

**MENSAJES PARA LLEVAR A CASA**

1. La barrera intestinal está compuesta por varios elementos, que son: el epitelio intestinal, la doble capa de moco, la microbiota intestinal, el sistema inmune y el sistema nervioso.
2. La permeabilidad intestinal se define como una característica funcional de la barrera intestinal que permite el paso de determinadas sustancias/nutrientes.
3. Definimos como alteración de la permeabilidad intestinal aquella condición en la que esta se perturba y permite el paso de sustancias para las cuales, en condiciones normales, no debería ser permeable.
4. Las causas que producen una permeabilidad intestinal alterada pueden ser: medicamentos, estrés, estilo de vida, alimentación.
5. Cada vez hay más enfermedades que se relacionan con una permeabilidad intestinal alterada. Y, en la mayoría de las ocasiones, también con un desequilibrio de la microbiota intestinal.

# 4. El universo microbiota

—Oye, Roberto, ¿¡tú sabías que en nuestro tubo digestivo habitan cien billones (con be) de bacterias de hasta mil especies distintas!? —le suelta Marta a bocajarro a su amigo nada más iniciar el paseo de hoy.

Es tan revelador todo lo que está aprendiendo acerca de la microbiota intestinal...; le ha impresionado tanto descubrir la magnitud del microcosmos que se extiende en el interior de su abdomen que no veía el momento de agradecer a Roberto que le hubiese prestado aquel libro sobre la importancia que tienen para nuestras vidas estos microorganismos.

—¿Y sabías que, además de ser diez veces más numerosos que las células humanas, estos microbios son entre diez y cincuenta veces más pequeños que nuestras células...? —Marta no puede dejar de enumerar este tipo de datos, que le encantan—. Imagínate: si pusiéramos a todas las bacterias de nuestro cuerpo en fila india, ¡darían dos veces y media la vuelta a la Tierra! Y, en su conjunto, la microbiota intestinal puede pesar casi dos kilos, lo que supera el peso del cerebro, que es aproximadamente de kilo y medio.

A mitad de camino, Marta toma asiento en un banco del parque y le pide a su amigo que se siente junto a ella. Sirviéndose de una ramita caída en el suelo, comienza a trazar unos garabatos sobre la arena, frente a ellos.

—Cuando comencé a estudiar la microbiota, me hacía un lío... Empecé con las bacterias, luego los virus, los hongos..., sus especies, sus funciones... —le explica Marta a Roberto tratando de agrupar con sus dibujos los diferentes microorganismos en diversos conjuntos—. Había bacterias «buenas» y «no tan buenas». Incluso las que podríamos denominar como «malas malísimas». Me parecía todo tan complejo que me perdía. Y a punto estuve de abandonar la lectura del libro que me prestaste.

»Sin embargo, se me habían metido en la cabeza una serie de preguntas recurrentes que no me dejaban tranquila... ¿Cómo era posible que albergásemos en nuestro intestino tantísimos billones de microbios...? ¿Por qué vivían con nosotros y no nos hacían daño...? ¿Qué beneficio obtenían de nuestro cuerpo...? Necesitaba desentrañar los misterios de lo que comencé a denominar «el universo microbiota». Pero reconozco que me sentía muy confundida.

—No me preguntes por qué —le dice Roberto, mirándola a los ojos. Hacía tiempo que no veía a su amiga tan entusiasmada, y eso le colma de felicidad—, pero estoy convencido de que, de una u otra manera, lograste resolver el enigma de tu «universo microbiótico», ¿no es así...?

Aun antes de que Roberto concluya su pregunta, ya está Marta afirmando enérgicamente con la cabeza, al tiempo que con sus gestos le pide a su amigo que le dé la oportunidad de explicárselo.

—Ya sabes que, cuando quiero desenmarañar algo que *a priori* parece muy complejo, intento simplificarlo. Como hago en el estudio de arquitectura, cuando me encargan el diseño de algún plano muy intrincado. Y fue precisamente la palabra «universo» la clave de todo.

—¿Cómo que la clave de todo? —pregunta Roberto, realmente intrigado.

—¿Alguna vez te he hablado de la afición de mi hijo David por los cómics...? —Y como su amigo asiente, continúa diciendo—: Es un «friki». Ya sabes... Tanto de los tebeos de DC como de los de Marvel. Y, a base de escuchar sus «frikadas», me he dado cuenta de que, en función de si hace referencia a unos u otros superhéroes, o bien alude al universo Marvel o, por el contrario, se refiere al universo DC. De modo que, la semana pasada, entré en su habitación decidida a que me explicara eso a lo que él llama universos. Tenía la corazonada de que su exposición me ayudaría de alguna manera a comprender el universo de la microbiota.

—¿Y fue así? —pregunta Roberto, que también siente una especial debilidad por los cómics de superhéroes.

—Su explicación fue la siguiente: «Verás, mamá, dentro de nuestro mundo hay muchos universos: está el universo de DC, el universo Marvel, la Tierra...». Incluso me refirió alguno más del que ahora no me acuerdo...

—Sí, como el universo Amalgam —interviene Roberto, casi hablando consigo mismo—. Pero de ese mejor ni acordarse. Sigue, por favor, sigue, que te he interrumpido.

—Según mi hijo David —dice Marta retomando la explicación—, en cada universo hay buenos y malos. Por ejemplo, en el universo Marvel, están los superhéroes: Capitán América, Iron Man, Spider-Man, etc. Y los supervillanos: Cráneo Rojo,

Thanos, Doctor Octopus… Y me puso el mismo ejemplo con el universo DC. «Pues bien, mamá, en cada universo viven malos y buenos juntos. Y, de alguna manera, para que los buenos tengan una misión, tienen que existir los malos. Y todos estos universos son necesarios para que haya un equilibrio en el mundo. ¿Lo has entendido, mamá…?». Le dije que me había quedado clarísimo de una vez quiénes eran los malos y quiénes eran los buenos. Y que podría, a partir de ese momento, seguirle en sus conversaciones.

Tras darle las gracias a su hijo y salir de su habitación, Marta se dio cuenta de que toda aquella concepción era perfectamente extrapolable al universo de la microbiota. Porque, en nuestro intestino, existen distintos microorganismos que componen dicho universo. Algunos de ellos llevan a cabo funciones positivas. Se encargan, como los superhéroes de los cómics de Da-

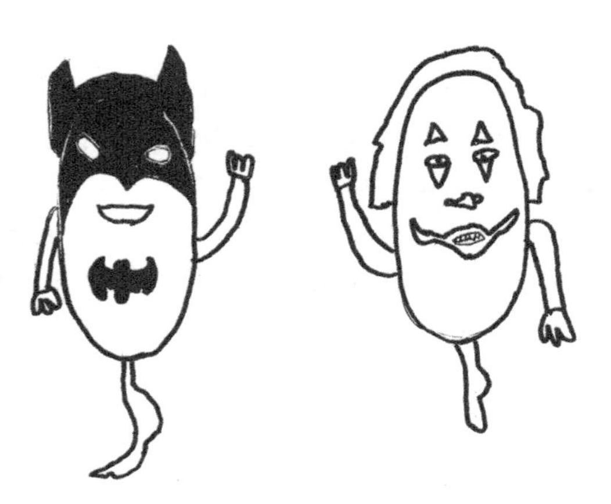

**Figura 5.** Dibujo de Batman y Joker.

vid, de vigilar y controlar a los microbios no tan buenos, para que no se salgan de su control y ejerzan un papel negativo en ese «universo» que es nuestro cuerpo.

Al igual que le ha ocurrido a Marta, hace ya unos cuantos años que yo misma me sentí cautivada por la implicación de la microbiota intestinal en nuestra salud. Desde entonces, me he dedicado a estudiarla tan exhaustivamente que he terminado por especializarme en ello.

Cuanto más profundizaba en el estudio de la microbiota intestinal, más consciente era de que **cada vez son más las enfermedades digestivas en cuyo desarrollo la microbiota desempeña un papel protagonista**. Pero no es no solo eso: incluso existen múltiples afecciones articulares, dermatológicas, neurológicas, endocrinológicas, etc. que no se registran en el aparato digestivo, pero que tienen su origen —o, cuando menos, parte de sus causas— en una alteración en la microbiota intestinal.

Un gran número de pacientes que llegaban a mi consulta afectados por problemas digestivos —tales como diarrea, estreñimiento, dolor e hinchazón abdominal— lo relacionaban con el estrés y en muchos casos con la alimentación. Tras realizarles las pruebas pertinentes para descartar causas objetivables en las pruebas convencionales, finalmente concluía que se trataba de trastornos funcionales digestivos, en los que la causa no era visible al «ojo humano».

Necesitaba seguir investigando para poder dar una respuesta a esos trastornos digestivos cuyos orígenes no «daban la cara» en las pruebas diagnósticas convencionales. Y, cuanto más me internaba en el estudio de la microbiota, más consciente me volvía de que buena parte de esas respuestas que buscaba se hallaban precisamente en los billones de microorganismos que habitan en nuestro intestino. Esta «revelación» me motivó, más si cabe, a empaparme de toda la literatura científica sobre microbiota que iba encontrando.

## Historia de la microbiota

Pero ¿qué es exactamente la microbiota, más allá del conjunto de microorganismos (bacterias, virus, hongos...) que viven en determinados lugares de nuestro organismo...?

Hoy sabemos que, aparte de la propia de nuestro intestino, existen microbiotas en el aparato respiratorio, en la vagina o en la piel, por citar tan solo algunos casos. No obstante, en este libro fundamentalmente me centraré en la microbiota intestinal.

Se conoce desde hace miles de años que los microorganismos del intestino desempeñan un papel muy importante en la salud digestiva. En el año 76 a. C., el historiador romano **Plinio** recomendaba la administración de productos lácteos fermentados como tratamiento de la gastroenteritis.

En 1889, **Hanry Tissier** descubrió que las heces de los niños amamantados presentaban unas curiosas bacterias en forma de Y. Las llamó *Lactobacillus bifidum*. Y constató que las mismas no estaban presentes en los niños alimentados con leche de fórmula.

**Metchnikoff**, premio nobel y profesor del Instituto Pasteur, a principios del siglo XX, observó que los habitantes de las aldeas de los Balcanes alcanzaban edades muy avanzadas.

Relacionó este hecho con el consumo de una leche fermentada. Y postuló que las bacterias implicadas en dicha fermentación serían las responsables de su longevidad. Fruto de ese estudio, diseñó una dieta que incluía un tipo de leche fermentada que contenía las bacterias que había aislado de los productos consumidos en los Balcanes: *Lactobacillus delbrueckii* subespecie *bulgaricus* y *Streptococcus thermophilus.*

En 1917, **Alfred Nissle** aisló una cepa no patógena de *E. coli* a partir de las heces de un soldado de la Primera Guerra Mundial que no había desarrollado colitis durante un brote severo de una bacteria llamada *Shigella.*

Por último, en 1930, **Minoru Shirota**, un pediatra japonés preocupado por la alta incidencia de la diarrea infecciosa infantil, aisló una cepa de *Lactobacillus casei* de las heces de un niño y la utilizó para fabricar una leche fermentada que usó para prevenir la diarrea y, posteriormente, para tratarla. Este hecho marcó un hito en la historia de la medicina: fue la primera vez que se emplearon microorganismos vivos para combatir una enfermedad y no solo para prevenirla.

Hemos mencionado lo que significa el término microbiota, pero hay otro término que es muy interesante, que es el «**metagenoma**», y que se refiere al **conjunto de genes de nuestro microbiota y nuestras células. La totalidad de los genes de la microbiota humana supera a los genes de nuestras propias células en unas ciento cincuenta veces.**

**Cada individuo dispone de una composición de microorganismos intestinales absolutamente única y que, además, va cambiando con el paso de los años.** Asimismo, existe un tipo de microbiota que coloniza permanentemente el tracto gastrointestinal (microbiota residente), y otro distinto que transita temporalmente por él. **Sin embargo, a pesar de esta gran diversidad, todas las personas compartimos una serie de microorganismos comunes.**

Los microorganismos residentes se adquieren al nacer y en el primer año de vida. Esta microbiota permanente será más o menos estable en el adulto sano. Aunque puede verse afectada por factores como la dieta, la localización geográfica, la ingesta de complementos alimenticios y/o fármacos. Por no mencionar además otras influencias ambientales, que explicaré más adelante.

***¿Dónde encontramos microbiota en nuestro cuerpo?***

La piel está recubierta de microorganismos, aunque varía según la región de nuestra epidermis. En las áreas más secas, como brazos y piernas, el número es bajo. Pero en los poros, los folículos pilosos, las axilas o los pliegues de nariz y orejas —donde hay más humedad y nutrientes—, es mayor y diferente en composición. Las manos se caracterizan por tener la microbiota más diversa y variable. La especie más abundante en la piel es el *Staphylococcus epidermidis.*

La cavidad oral es una de las regiones del cuerpo con mayor abundancia y diversidad de microorganismos. La microbiota oral se reparte de manera diferente entre la saliva, la lengua, los dientes, las mejillas y las encías, y contribuye a mantener el equilibrio necesario para la salud bucal. Si este equilibrio se rompe, la microbiota oral puede ser responsable de la caries dental o de infecciones como la períodontitis. Asimismo, la microbiota de la saliva se está evaluando como posible biomarcador de riesgo de padecer cáncer oral y cáncer de otras regiones del cuerpo, como el cáncer de páncreas.

La región genitourinaria femenina, sobre todo la vagina, también está habitada por una microbiota abundante que, durante la etapa reproductiva, está dominada por lactobacilos. Estas bacterias constituyen una barrera eficaz frente a la invasión por patógenos (microorganismos capaces de producir enfermedad o daño). En la infancia y tras la menopausia, la microbiota de esta zona se asemeja más a las de la piel y la región anal.

**El tracto gastrointestinal es la región que contiene la comunidad microbiana más numerosa, densa y diversa del cuerpo humano.** El estómago y el duodeno alojan números muy bajos de microorganismos ($<10^3$ bacterias por gramo de contenido luminal), fundamentalmente estreptococos y lactobacilos. En el yeyuno y el íleon (las partes del intestino delgado más próximas al intestino grueso) el contenido es de $10^4$-$10^7$ microorganismos por gramo, siendo el intestino grueso el que alberga un mayor número de bacterias ($10^{14}$).

### *¿Podemos saber de qué tipo es nuestra microbiota intestinal?*

Los métodos tradicionales de aislamiento y cultivo bacteriano consisten en añadir a una placa de Petri (un recipiente de cristal redondo que se emplea para la observación al microscopio) una cantidad pequeña de heces y contemplar el comportamiento de los microorganismos. Es un recipiente no hermético; su contenido está en contacto con el oxígeno del ambiente. Por ello, los primeros cultivos de microorganismos que se hicieron empleando este método solo determinaban microbios que necesitaban oxígeno para vivir (aerobios). También aquellos que precisaban del oxígeno para su crecimiento, pero que, en ocasiones, podían no necesitarlo, utilizando una característica u otra según les convenía (anaerobias-aerobias facultativas). Por lo que este método tiene la limitación de que no es apto para la observación de los microorganismos que no necesitan oxígeno para crecer y vivir. O para aquellos a los que el contacto con el oxígeno no les sienta bien.

Este es el motivo por el que, en los primeros estudios de microbiota, solo se determinaban bacterias como *Clostridium, Escherichia coli, Pseudomona* o *Bifidobacterium*. Precisamente aquellos tipos de bacterias que hoy conocemos como productoras de enfermedades. *A priori*, esto nos podría llevar a pensar que en el tracto gastrointestinal solo crecen bacterias «malas».

No fue hasta 1983, cuando **Kary Mollis** descubrió la técnica de secuenciación del ADN o PCR (reacción en cadena de polimerasa), que salimos de este error. Gracias a la técnica de Mollis, se aísla todo el ADN de la muestra. A partir de ahí se lleva a cabo la técnica de PCR, para detectar los genes de una parte muy concreta del ARN de los microorganismos (unidad 16S). Seguramente te suene el nombre, porque es el de la técnica que se empleó durante 2020 para la detección del material genético de la COVID-19.

Los organismos de cada especie tienen una secuencia en su ARN 16S muy específica. De este modo, al hacer la PCR, amplificaremos los genes correspondientes al ARN 16S de todas las especies bacterianas de la muestra. Este procedimiento ha multiplicado por cincuenta el número de especies bacterianas conocidas que viven en nuestro intestino. El mismo sistema gracias al cual, **por medio de una simple recogida de heces, puedo analizar la microbiota intestinal de los pacientes que acuden a mi consulta.** Eso sí, tenemos que tener en cuenta que, para que los resultados sean eficaces, necesitamos suspender de tres a cuatro semanas antes la toma de antibióticos o probióticos.

### Proyectos de investigación

Durante los últimos años, dos grandes proyectos a gran escala han llevado a cabo la tarea de descifrar la estructura y funciones de la microbiota intestinal humana, así como sus relaciones con la salud y la enfermedad: **El Proyecto MetaHit y el Human Microbiome Proyect.**

- **EL PROYECTO METAHIT, financiado por la Unión** Europea bajo el amparo de The International Human Microbiome Consortium, ha estudiado la microbiota intestinal en 700 individuos, abordando su implicación en trastornos metabólicos (obesidad, diabetes tipo 2) y en inflamación intestinal.
- EL HUMAN MICROBIOME PROJECT, subvencionado por los National Institutes of Health norteamericanos, por su parte, ha estudiado la microbiota en diversas localizaciones (boca, fosas nasales, piel, tracto genital, intestino, etc.) de 300 individuos definidos como sanos.

Las bacterias de la microbiota intestinal presentan una estructura muy particular que se asemeja a un gran árbol con pocas ramas principales. Estas, a su vez, se dividirían en numerosos brazos. Las ramas principales serían los órdenes, representados por solo seis de los más de cien que existen en la naturaleza: firmicutes (51-76 %), bacteroidetes (16-42 %), actinobacterias (2-20 %), verrucomicrobia (2 %), proteobacteria (1 %) y fusobacteria (1 %).

Los brazos que descienden de esas ramas principales serían los géneros y especies. Y son numerosísimos. Los géneros más representativos de firmicutes son: *Faecalibacterium*, *Roseburia* y *Clostridium*. Por su parte, los más característicos del orden de los bacteroidetes serían *Bacteroides* y *Prevotella*. El género *Bifidobacterium* es el más representativo de las actinobacterias

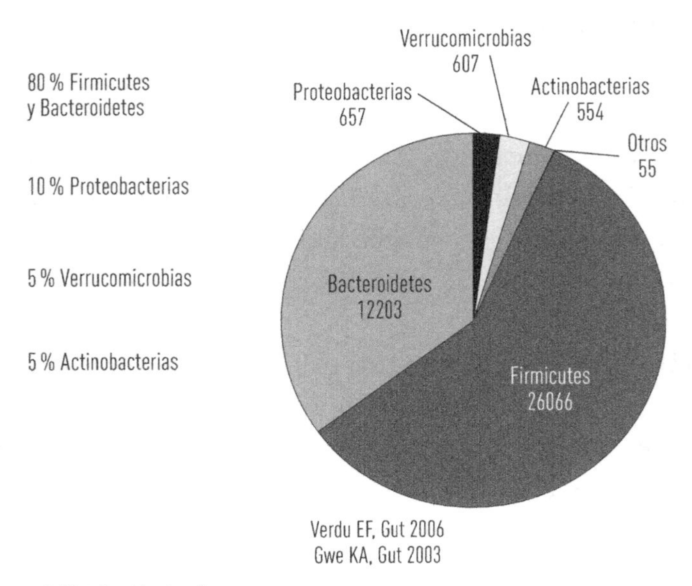


**Figura 6.** Distribución de géneros.

intestinales. Además de bacterias, en nuestro intestino también encontramos arqueas, virus y formas eucariotas (levaduras y protozoos).

El análisis de los genes que se obtuvieron a partir de muestras de heces en adultos europeos logró identificar un total de 3,3 millones de genes. Se estima que cada persona alberga una media de 600 000 genes en el tracto gastrointestinal, de los cuales aproximadamente la mitad son comunes al 50 % de los individuos. De los genes identificados, el 98 % son bacterianos, y se describieron entre 100 y 1150 especies bacterianas, con una media por persona de 160 especies.

Curiosamente, a pesar de la gran variabilidad interindividual en términos de taxonomía bacteriana, el perfil genético expresado por la microbiota intestinal es bastante similar en individuos sanos. **El ecosistema intestinal humano puede clasificarse en torno a tres grupos de acuerdo con la abundancia de tres géneros:**

- *Bacteroides* (enterotipo 1),
- *Prevotella* (enterotipo 2),
- *Ruminococcus* (enterotipo 3).

Dichos hallazgos han sido descritos en el seno del Proyecto MetaHit. Y la base para este agrupamiento parece estar relacionada con patrones dietéticos de larga evolución. Así, el enterotipo 1 ha sido asociado con una dieta rica en proteínas y grasas, en contraposición con el enterotipo 2, más asociado al consumo de fibras e hidratos de carbono.

**Aunque los microorganismos más predominantes son las bacterias, también en nuestra microbiota existen virus, hon-**

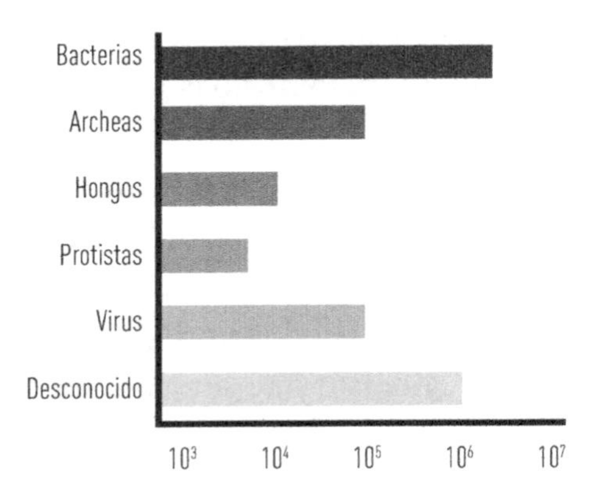


**Figura 7**. Distribución de genes microbianos: bacterias, hongos, arqueas.

**gos y arqueas.** Se denomina viroma al conjunto de genes de los virus presentes en un ecosistema (nuestra microbiota intestinal). El término virus se utiliza tanto para referirse a los virus de las células eucariotas (células con núcleo, como las células humanas) como a los virus de las células procariotas (organismos sin núcleo), que se llaman bacteriófagos. Se trata, por tanto, de los genes de los virus y de los bacteriófagos que habitan en un ecosistema.

El Proyecto MetaHIT analizó muestras de ciudadanos daneses y españoles para confeccionar el primer catálogo de genes no humanos que residen en el intestino. Se identificaron —como ya he comentado anteriormente— un total de 3,3 millones de genes no humanos en las muestras fecales, y se estimó que al menos el 1 % del total de los genes pertenecían a virus o fagos.

El catálogo del Proyecto MetaHIT se ha ampliado recientemente con muestras de ciudadanos americanos y chinos, de modo que ahora incluye 10 millones de genes. Se confirma que entre el 1 y el 2% de los genes son virales. Y, además, se ha observado que los genes virales son poco comunes entre los distintos individuos. O, dicho de otro modo, cada persona tiene virus y fagos diferentes, con gran variabilidad interpersonal. Los genes virales identificados por el Proyecto MetaHIT pertenecen en su gran mayoría a bacteriófagos, y hay muy pocos genes de virus de células eucariotas.

***¿Por qué es tan relevante toda esta información?***

Los bacteriófagos —como hemos explicado anteriormente— son virus que infectan exclusivamente a los organismos procariotas (sin núcleo). Entre los organismos que infectan los bacteriófagos, se encuentran las bacterias de nuestra microbiota intestinal, a las que pueden otorgar beneficios funcionales al integrarse en ellas. Pero otros bacteriófagos se consideran depredadores de bacterias, capaces de modificar y controlar la composición del ecosistema. Cada vez son más los estudios encaminados a analizar la función de los bacteriófagos y su implicación en determinadas enfermedades.

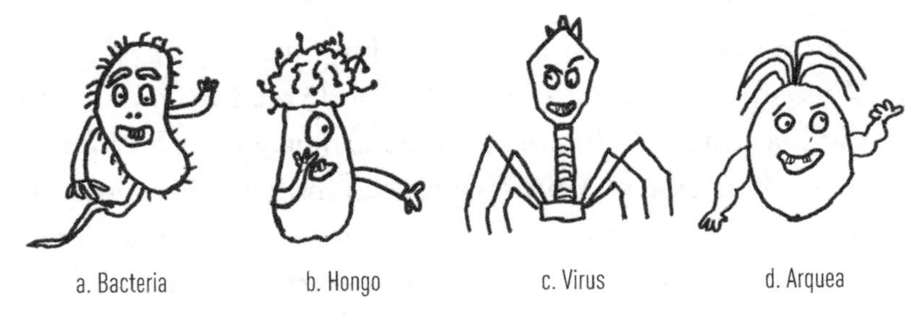


**Figura 8.** a. bacteria, b. hongos, c. virus y d. arqueas.

## El ecosistema intestinal desde el nacimiento hasta la edad adulta

El establecimiento de la microbiota intestinal en humanos comienza a producirse incluso antes de nuestro nacimiento. Hasta hace pocos años, estaba generalmente aceptado que el feto era estéril y que el primer contacto con microorganismos se producía en el momento del parto. Hoy, sin embargo, existen varios trabajos —uno de los más importantes publicado en 2014 por el Dr. Aagaard— que apuntan a una colonización microbiana del feto durante el período gestacional. A tenor de estos estudios, se ha descubierto que existen tanto factores perinatales como posnatales que ejercen cierta influencia sobre el desarrollo de la microbiota durante los primeros años de vida.

*FACTORES PERINATALES; fundamentalmente son de cinco clases:*

1. **Factores externos:** Durante el embarazo, la madre se ve sometida a la influencia de algunos elementos externos, tales como el estrés, el tabaco y otros hábitos de vida poco saludables. El efecto de estos factores en el establecimiento de la microbiota del feto ha sido analizado en diversos estudios. En uno de ellos —el llevado a cabo por el equipo del Dr. Zijlmans—, se comprobó que niños de madres con un alto estrés acumulado durante el embarazo tienen un mayor número de bacterias con potencial dañino (relacionados con los géneros *Escherichia*, *Serratia* y *Enterobacter*) y una menor abundancia de bifidobacterias y bacterias lácticas, lo cual podría estar relacionado con unos mayores niveles de infla-

mación. Además, otros factores como la exposición al humo del tabaco durante la gestación se han relacionado con una diferente composición de la microbiota en neonatos.

2. **Edad gestacional:** Influye de forma decisiva en la composición de la microbiota del neonato. Las últimas semanas de embarazo son determinantes en la correcta maduración del intestino y el sistema inmunológico. Los niños prematuros, en los que no se han producido estas últimas etapas de maduración, poseen una microbiota que, comparada con la de neonatos nacidos a término, está caracterizada por una pronunciada disbiosis (desequilibrio de la microbiota intestinal) —esto se corrobora en los estudios de los doctores Hilla y Arboleya—. Además, el hecho de que el sistema inmunológico no esté bien desarrollado conlleva una mayor incidencia de algunas enfermedades. Otros factores asociados a la prematuridad, como el frecuente uso de antibióticos o las prolongadas estancias hospitalarias durante los primeros días de vida, también influyen en el desarrollo de una microbiota intestinal alterada.
3. **Obesidad de la madre:** Se sabe que los niños nacidos de madres obesas tienen un mayor riesgo de desarrollar obesidad en la infancia. Y se ha sugerido que este efecto podría estar relacionado con alteraciones en la microbiota, concretamente con la trasmisión de microorganismos obesogénicos —aquellos que tienen más capacidad para captar energía de los nutrientes de la dieta— de la madre al hijo. Por otra parte, un estudio publicado en 2011 en la revista *International Journal of Obesity* muestra que la composición y el desarrollo de la microbiota intestinal de los niños están relacionados

con el índice de masa corporal, el peso y la ganancia de peso de la madre durante el embarazo.

4. **Tipo de parto:** Independientemente de otros factores, el hecho de que el parto sea natural o por cesárea condiciona el establecimiento y posterior desarrollo de la microbiota del niño. Esto hace que la composición de la microbiota, sobre todo durante las primeras etapas de la vida, sea diferente.
   - **Parto vaginal:** El recién nacido adquiere una parte importante de su microbiota durante el paso por la vagina, por lo que predominarán microorganismos característicos de la vagina, como los lactobacilos.
   - **Cesárea:** Los niños nacidos por cesárea tienen en su microbiota microorganismos que provienen del contacto con la piel y del ambiente hospitalario, como los estafilococos *Klebsiella*, *Enterobacter* y *Clostridium*. Estos niños también tienen una menor diversidad microbiana en su microbiota. Estas diferencias entre las microbiotas (cesárea *vs.* término) decrecen gradualmente, aunque la disbiosis puede persistir durante largos períodos de tiempo.

   Dadas las diferencias entre un bebé nacido por vía vaginal o por cesárea, se llevó a cabo un estudio publicado en la revista *Nature* en 2016, cuyo objetivo era igualar la microbiota de los bebés nacidos por cesárea. Dicho experimento consistía en introducir una gasa en el canal del parto, impregnándolo de la microbiota de la madre en el momento en que esta se ponía de parto. La gasa fue depositada en un recipiente estéril. Y, una vez que el niño nació por cesárea, se le impregnaron la boca, la cara y el cuerpo con la gasa. Días después, se efectuó una comprobación de la microbiota del bebé y se constató que, efectivamente, estaba colonizada por la microbiota de la madre.

5. **Uso de antibióticos:** La administración de antibióticos durante las etapas finales de gestación se produce normalmente para evitar la infección perinatal por estreptococo del grupo B, que se determina en la semana 37 de gestación, tal como se describió en 2015 en la revista *Journal of Pediatrics*. Se ha demostrado que este tratamiento produce un impacto no solo en la microbiota de la madre, sino también en el establecimiento de la microbiota en el neonato. Como consecuencia, se produce un retraso en la colonización de microorganismos beneficiosos y un aumento de microorganismos potencialmente patógenos.

**FACTORES POSNATALES, de los que destacaré principalmente cuatro: alimentación, genoma, entorno y empleo de antibióticos.**

Durante los primeros meses de vida del bebé, este entra en contacto con un ambiente extraordinariamente rico en microorganismos y su cuerpo ha de aprender a convivir con ellos. En este sentido, el correcto desarrollo y la maduración de nuestro aparato gastrointestinal y del sistema inmunológico —que se producen en armonía con el establecimiento de la microbiota— son esenciales para alcanzar un estado fisiológico saludable en edades más avanzadas.

En estas primeras etapas, se desarrolla la tolerancia oral, un proceso a través del cual nuestro sistema inmunológico reconoce los antígenos de la dieta y de nuestra microbiota como propios y evita una reacción adversa contra ellos. Y, en el intestino, se establecen algunos microorganismos, como las bifidobacterias, que nos van a ayudar a aprovechar nutrientes fundamentales para nuestro desarrollo.

1. **Alimentación:** Los trabajos científicos que comparan la influencia de la alimentación con leche materna con la de leche de fórmula llegan generalmente a las mismas conclusiones. En los dos grupos se produce un patrón de colonización diferente, que se caracteriza por una población más abundante de bifidobacterias en los niños alimentados con leche materna. Asimismo, es importante resaltar que la alimentación con leche materna se ha asociado con una menor frecuencia de obesidad en la adolescencia y la edad adulta, con una menor incidencia de enterocolitis necrotizante y diarrea durante los primeros meses de vida, así como con una menor incidencia de enfermedades inflamatorias intestinales y diabetes tipo 2.

   Por el contrario, la microbiota de niños alimentados con leche de fórmula se caracteriza por tener una mayor diversidad de microorganismos, con abundancia de bacterias potencialmente dañinas, que se ha asociado con un mayor riesgo de desarrollar enfermedad atópica en etapas posteriores.

   Otro factor que condiciona el tipo de microorganismos presentes en nuestro intestino durante el primer año de vida es el paso de la lactancia a la alimentación sólida. Tras el destete, se producen importantes modificaciones en el perfil de nutrientes ingeridos por el niño, introduciéndose por primera vez en la dieta los alimentos de origen vegetal, la carne y el pescado. En consecuencia, es en este momento cuando se empiezan a producir cambios en la microbiota, que tendrán como resultado el establecimiento de una microbiota más parecida a la de la edad adulta.

*¿Cuál es el origen de las bacterias en la leche materna?*
Aunque el origen de los microorganismos presentes en la leche materna, así como su impacto en el establecimiento de microbiota intestinal neonatal, siguen siendo en gran parte desconocidos, nuevas investigaciones evidencian que el mecanismo de transmisión involucra a células procedentes del intestino materno, que migrarían hacia las glándulas mamarias (la vía enteromamaria bacteriana).

*Pero, esta microbiota, ¿es igual para todas las leches maternas?*
Existen pruebas de que esta microbiota puede modificarse por diversos factores, como los demográficos, la genética, los patrones dietéticos maternos, etc. El tipo de parto, la obesidad materna y los tratamientos médicos maternos también pueden influir en la estructura de la comunidad microbiana de la leche. Asimismo, se ha constatado que la leche producida por mujeres que se han sometido a una cesárea es diferente de la de mujeres que tuvieron parto vaginal.

2. **Factores genéticos:** En los últimos años, se han publicado varios estudios —como los de W. Turpin y M. J. Bonder— en los que se establecen asociaciones entre las características

del genoma humano y la composición de la microbiota intestinal. Por ejemplo, se ha comprobado que el patrón de colonización microbiano es muy similar en hermanos gemelos (univitelinos), pero difiere en los mellizos (gemelos bivitelinos). Y esta diferencia es mayúscula en sujetos sin ningún tipo de parentesco. Lo cual es indicativo del grado de la importancia del fondo genético del individuo en el desarrollo de la microbiota. Se ha comprobado, asimismo, que existen grupos de microorganismos heredables, como es el caso de la colonización por bifidobacterias.

3. **Factores del entorno:** Existen diferencias en la microbiota en función de la zona geográfica donde vivamos, así como en función del tipo de dieta de esa región o de ciertos elementos étnicos y/o culturales. Algunos factores relacionados con el entorno familiar, como la convivencia con hermanos, también han mostrado un papel relevante en el desarrollo de la microbiota durante los primeros años de vida. Así, en algunos estudios se ha descrito que la convivencia con hermanos mayores durante los primeros meses de vida incrementa las poblaciones de bifidobacterias, y que la diversidad de la microbiota está directamente relacionada con el número de hermanos. Por otra parte, también se ha descrito que la presencia de mascotas en el ambiente familiar puede influir en el desarrollo de la microbiota intestinal durante los primeros meses de vida. Y se han publicado estudios, como el de J. Penders, que describen una mayor diversidad en la microbiota de niños que viven con mascotas, menor abundancia de bifidobacterias y presencia de bacterias relacionadas con una menor incidencia de enfermedad atópica y obesidad en niños.

4. **Uso de antibióticos:** Sobre todo durante los primeros meses de vida, es un factor que condiciona el posterior desarrollo de nuestra microbiota e incrementa el riesgo de padecer diferentes enfermedades. Muchos de los estudios, como el de K. Korpela en 2017, relacionan las disbiosis inducidas por tratamientos antibióticos con posteriores problemas de salud. En un trabajo realizado en 2011 con miles de niños, se llegó a comprobar que la exposición a antibióticos durante los primeros seis meses de vida aumenta el riesgo de sobrepeso en niños de siete años nacidos de madres con peso normal. Cada vez hay más estudios que indican una asociación entre las disbiosis inducidas por antibióticos y el desarrollo de obesidad.

## Funciones de la microbiota intestinal

Nuestra microbiota intestinal lleva a cabo principalmente tres funciones cruciales para nuestro organismo:

1. **Función metabólica:** Consiste en la recuperación de energía y nutrientes de los alimentos.
2. **Funciones defensivas:** Constituyen el denominado efecto barrera; la presencia de bacterias comensales en sus propios nichos previene la invasión de microbios de fuera y evita su potencial infectividad.
3. **Funciones tróficas:** Las bacterias de nuestro intestino presentan en su superficie una serie de proteínas, que actúan como estimulantes de nuestro sistema inmunológico. De

este modo, el contacto continuo entre la microbiota y el sistema inmunitario induce la maduración de este último en las primeras etapas de la vida y actúa como una especie de entrenamiento continuado que lo mantiene en buena forma para poder repeler con eficacia a los agentes infecciosos.

***¿Cómo sé que necesito realizarme un test de microbiota?***
Conviene tener claro en primer lugar que, cuando se solicita una prueba, es para luego hacer algo con ella. Por tanto, en este sentido, tu situación puede ser una de estas dos:

1. Que padezcas una enfermedad y acudas a tu médico para que te solicite un test de microbiota con el objetivo de que el conocimiento de la misma te pueda ayudar a manejar con mayor índice de éxito la enfermedad que te afecta.
2. O que, por el contrario, no tengas diagnosticada ninguna enfermedad, en cuyo caso, el estudiar tu microbiota te puede ayudar a prevenir ciertas enfermedades y, por ende, a mejorar tu salud.

**La mayoría de los test de microbiota en heces que hay en el mercado dividen la microbiota en cuatro grupos: proteolítica, protectora, muconutritiva e inmunomoduladora, en relación con la función que desempeñan las bacterias que pertenecen a cada grupo.**

Te voy a contar exactamente lo que les explico a mis pacientes en la consulta, respecto al significado de cada grupo.

Imagínate a tu microbiota intestinal como si fuera un ejército de soldados. Estos, por su rango y jerarquía, siempre ocupan un lugar determinado y obedecen unas órdenes. Las bacterias que componen nuestra microbiota ocupan su lugar en la vanguardia de la línea de defensa, representada por los nichos que hay en la pared de nuestro intestino. Y es de vital importancia que no caigan en la batalla. Porque, si lo hicieran, dejarían vacío su nicho (el lugar que ocupan en primera línea de combate), que podría ocupar un enemigo —en nuestro caso representado por una bacteria patógena—. En este grupo se encuentran las conocidas bifidobacterias y lactobacilos.

El siguiente batallón de combate lo forma la microbiota inmunomoduladora, que vendrían a ser los capitanes del ejército. Estos se encargan de dar las órdenes a los soldados —el resto de la microbiota— para que hagan su trabajo. También se aseguran de que permanezcan en sus puestos y supervisan el sistema inmunológico. Nuestros «capitanes» son *Enterococcus faecium* y *Escherichia coli* fundamentalmente.

La tercera línea de combate la compone la microbiota muconutritiva, que es la responsable del equilibrio del moco de nuestra pared intestinal, *Faecalibacterium prausnitzii* y *Akkermansia muciniphila* conforman este grupo.

Y, por último, en la retaguardia de nuestro «ejército» bacteriano, encontramos la microbiota proteolítica, que, aunque no es «tan buena» para nosotros —ya que un incremento excesivo en su número podría conducirnos a contraer enfermedades—, sí que tiene una función muy importante, al encargarse de la descomposición de las proteínas en diferentes aminoácidos, que tienen distintas funciones esenciales en nuestro cuerpo. La microbiota proteolítica estaría compuesta fundamentalmente por *Klebsiella, Pseudomona* y *Clostridium.*

**CONSEJOS PRÁCTICOS**

Volviendo a la analogía que le proponía Marta a su amigo Roberto en relación con los superhéroes, te propongo que tomemos, por ser quizás el más conocido por todos, el caso de Superman. Kal-El, verdadero nombre de este «alien» que ha acabado viviendo entre nosotros, goza por su composición molecular kryptoniana de distintas habilidades, como una fuerza sobrehumana o la capacidad de volar. Nuestra comida y la luz de nuestro sol son las que le otorgan sus superpoderes. Sin embargo, basta con que le aproximen un pedacito de roca procedente de su hogar (la consabida kryptonita) para que estas maravillosas habilidades desaparezcan; también supone su mayor punto débil. Y, por supuesto, quien más predispuesto está a utilizar esta debilidad es su archienemigo, Lex Luthor.

Siguiendo este patrón de hábitat, habilidades, alimentación, debilidades y enemigos, a continuación expondré las características de cada grupo funcional:

| | MICROBIOTA PROTECTORA | MICROBIOTA INMUNOMODULADORA | MICROBIOTA MUCONUTRITIVA | MICROBIOTA PROTEOLÍTICA |
|---|---|---|---|---|
| HÁBITAT | Intestino delgado e intestino grueso | Intestino grueso | Intestino grueso | Colon |
| HABILIDADES | Ocupa los nichos tróficos de la mucosa intestinal. Sintetiza sustancias bactericidas: bacteriocinas y $H_2O_2$. | Modula el funcionamiento del sistema inmunológico a nivel local.<br><br>Establece el orden adecuado en la distribución del mundo microbiano. | Mantiene, cualitativa y cuantitativamente, una buena capa de mucus, induciendo la síntesis y degradación de la mucina. | Degrada las proteínas. |
| ALIMENTACIÓN | Hidratos de carbono | Hidratos de carbono y proteínas | Moco e hidratos de carbono | Proteínas |
| DEBILIDADES | Microbiota proteolítica | Microbiota proteolítica | Microbiota proteolítica | Microbiota protectora, inmunomoduladora y muconutritiva |
| ENEMIGOS | Estrés, antibióticos, dieta | Estrés, antibióticos, dieta | Estrés, antibióticos, dieta | Estrés, antibióticos, dieta |

**MENSAJES PARA LLEVAR A CASA**

1. La microbiota es el conjunto de microorganismos que habitan en nuestro cuerpo, siendo la microbiota intestinal la que tiene un papel más relevante.
2. El desarrollo de la microbiota intestinal está relacionado con el tipo de parto, la lactancia, el uso de antibióticos y el estrés, así como con factores medioambientales.
3. Nuestra microbiota intestinal está formada por bacterias, virus, hongos y arqueas.
4. La microbiota intestinal tiene una función metabólica, defensiva y reguladora del sistema inmunológico.

# 5. Tu segundo cerebro

Hoy es un día triste en la vida de Roberto. Se cumplen seis años desde el fallecimiento de su mujer. Y Marta no desea que su amigo y sus hijos pasen el día solos. Por ello, los ha invitado a merendar a su casa. Además, tanto David como Elena —la hija pequeña de Marta— están entusiasmados con la idea y han preparado una sesión de juegos de mesa para los seis. Y, si da tiempo, por la noche verán una de esas pelis de superhéroes a las que tanto Roberto como los niños son tan aficionados.

A Roberto también le ha parecido muy bien el plan. Pasarán la mañana en el cementerio. Y, después de ir a comer al restaurante donde él trabaja, se pasarán por casa de Marta. Ella le está tan agradecida a su amigo por el cambio que ha propiciado en su vida que siente la necesidad de devolverle con estos pequeños gestos todo lo que él le ha dado incondicionalmente.

No se trata solo de que Roberto es un gran amigo y la mejor de las compañías. También es un pozo de sabiduría. Y, gracias a sus consejos y recomendaciones literarias, tanto la salud como el estado de ánimo de Marta han experimentado un giro de ciento ochenta grados. De modo que se siente muy feliz por poder aportar, también ella, un poquito de alegría y distracción en estos momentos de trance.

Roberto y sus hijos acuden puntuales a la cita. Marcos, el hijo mayor de su amigo, tiene nueve años. Uno más que el primogénito de Marta. Y Claudia, que es la hija pequeña de Roberto, tiene siete. Justo un año menos que David, pero uno más que Elena, la niña de Marta. De manera que forman un cuarteto que se lleva a las mil maravillas. Tan pronto entran por la puerta, los cuatro niños suben como una exhalación al cuarto de David para que este les enseñe un par de cómics que acaba de añadir a su colección.

—Toma, te he traído una tontería —le dice Roberto a Marta, tan pronto como se quedan solos. Tan detallista como siempre, su amigo le entrega un obsequio envuelto en un bonito papel de regalo.

—¡Mira que eres...! ¿Por qué te has molestado...? —le reprocha Marta con la boca pequeña, adivinando por la forma del paquetito que se trata de otro de esos libros «salvavidas» tan propios de Roberto. Y, sin poder evitar la curiosidad, comienza a rasgar el envoltorio.

—Es un libro publicado en 1999 que a mí me cambió por completo la forma que tenía de ver e interpretar mi propio cuerpo —le explica su amigo—. Y tenía muchas ganas de que tú también lo leyeras. Se titula *El segundo cerebro*, y está escrito por el doctor Michael Gershon, que es director del Departamento de Anatomía y Biología Celular de la Universidad de Columbia.

—¿El segundo cerebro...? —pregunta Marta entre confusa e intrigada.

—Sí, así es. Porque, además del cerebro que se aloja dentro de la cavidad craneal, según afirma Gershon, y yo le creo, los humanos disponemos de un segundo cerebro, situado en el intestino, dotado de varios centenares de millones de neuronas, un número mayor al que poseen la médula espinal y el sistema nervioso periférico juntos —expone Roberto para sorpresa de su amiga.

—¡Guau! —exclama Marta, que no ve el momento de comenzar a leerlo y ya está devorando la contraportada del libro.

—Pues aún no te he contado lo mejor —continúa explicando Roberto al ver que su amiga se muestra sinceramente interesada en su obsequio—. Ambos «cerebros» están en constante comunicación. Pero, contrariamente a lo que cabría esperar, es el segundo cerebro, nuestro intestino, el que envía más mensajes al llamado primer cerebro.

Marta, que está absolutamente fascinada, se apresura a servir unos cafés para ellos y sube a la habitación de David unos refrescos para los chicos junto con la merienda. De vuelta en el salón, se sienta junto a Roberto en el sofá y comienza a leer en voz alta algunos pasajes de la obra que su amigo, muy diligentemente, ya le ha señalado.

De esa forma, Marta corrobora que lo que afirma su amigo es cierto: el 90 % de las fibras del nervio vago —el nervio que se extiende desde el bulbo raquídeo hasta las cavidades del tórax y el abdomen— son aferentes. Es decir, que transmiten señales ascendentes, procedentes del intestino en dirección a la cabeza. También descubre que el nervio vago funciona como un canal de información desde el tracto digestivo hasta el cerebro.

Según Gershon, entre las dos capas de músculo que revisten las paredes intestinales se extiende una red de neuronas cuya estructura es la misma que la de las neuronas cerebrales, con las que comparte varias funciones, entre ellas la capacidad de liberar neurotransmisores. Se trata de una red extensísima de más de cien millones de células nerviosas. La diferencia reside en que el cerebro intestinal no está capacitado para generar pensamiento consciente. Y, por lo tanto, no razona ni toma decisiones. Es decir, el segundo cerebro siente, pero no piensa, aunque sí parece «saber» y «percibir» intuitivamente.

—Esto me recuerda a una frase que decía Miguel de Unamuno —exclama Marta de sopetón—. «Siente el pensamiento. Piensa el sentimiento».

—Muy cierto —reconoce Roberto—. Y lo más curioso es que todo esto ya lo intuían los sabios del antiguo Egipto. Los doctores de la cuenca del Nilo ubicaban las emociones en los intestinos y consideraban que el estómago era la desembocadura del corazón, órgano de los sentimientos, el entendimiento y la inteligencia.

»En el papiro Ebers —continúa exponiendo él para admiración de Marta—, uno de los primeros tratados médicos que se conocen y que data del año 1550 antes de nuestra era, el corazón aparece directamente asociado a una mala digestión. En su mitología encontramos el Ibis —pájaro sagrado para los egipcios y asociado al dios de la salud Thot—, que fue la fuente de inspiración para los enemas, que empezarían a aplicarse como terapia en el 2500 a. C., ya que, utilizando su largo pico curvado, se introducía agua en el ano para limpiarlo. Esta práctica llegó a ser tan valorada y sus efectos tan deseados que se convirtió en hábito generalizado de toda la población y se realizaba una vez al mes. En la corte había un médico cuya función era administrar enemas a los monarcas. Ese peculiar doctor era llamado «el guardián del ano», y la limpieza no se consideraba solo física; al aplicarse los enemas también limpiaban todos los desechos que vertía el corazón herido.

—¡Fascinante! —exclama Marta, reprimiendo las ganas de aplaudir a su amigo.

***Pero, si tan importante es este canal de información desde el tracto digestivo hasta el cerebro, ¿por qué se llama nervio vago?***

El término *vagus* deriva de un vocablo en latín que significa «errante, el que divaga o anda de un lado a otro». Dada la desarrollada naturaleza y extensión del nervio vago, los primeros anatomistas decidieron ponerle el nombre de «vago», con el sentido de «vagabundo».

**El nervio vago se origina en el tronco del cerebro, que detecta, procesa y regula la gran mayoría de funciones automáticas del cuerpo.** El llamado encéfalo. Gracias a él, no tenemos que pensar de forma consciente en estas acciones para que se lleven a cabo. Se trata, por tanto, de funciones autónomas y están reguladas por nuestro sistema nervioso autónomo.

Dentro del tronco del encéfalo existen varios grupos de neuronas, que conforman los núcleos. Los núcleos se asemejan a un módem. La información penetra en el módem en forma de señales analógicas, a través de tu línea telefónica, y este las transforma en digitales para que las comprenda tu ordenador. Y, posteriormente, efectúa también el proceso inverso.

De esta manera, podríamos decir que existen dos tipos de neuronas, en función de la dirección en la que envíen la información. Las neuronas aferentes reciben información sobre lo que sucede dentro de nuestro cuerpo y en torno a él. Las neuronas eferentes envían la información con efectos reguladores, o motores, a distintos órganos y estructuras, de modo que la información es transmitida desde el cerebro hasta el cuerpo.

Un 90 % de la información transmitida mediante el nervio vago es información aferente, lo que significa que la dirección en la que suele fluir la información, a lo largo de este canal, es des-

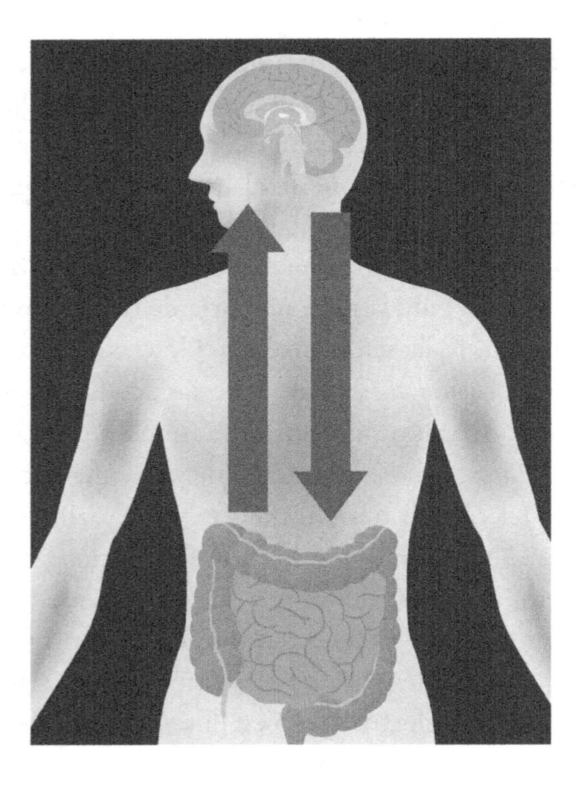

**Figura 9.** Eje intestino-cerebro.

de los órganos del cuerpo hasta el cerebro. El 10 % restante de las neuronas del nervio vago transmiten información eferente. Esto es, desde el cerebro hacia el cuerpo, provocando que se lleven a cabo determinadas funciones en cada célula y cada órgano.

*Funciones del nervio vago*

En este sentido, **al nervio vago lo podríamos considerar como el director de esa orquesta que es el cuerpo humano**. Regula la función de numerosos órganos y células en nuestro cuerpo. Pero solo puede hacerlo si funciona de manera óptima. Debe ser capaz de detectar y transmitir la información adecuada a los numerosos órganos. La transmisión disfuncional de información conduce a una falta de armonía en el cuerpo y, a la larga, a un estado de disfunción y enfermedad. Las distintas funciones del nervio vago son:

1. **Sentir la piel del oído:** Una de las ramas del nervio vago está relacionada con el sentir de la piel de la aurícula, el trago y el canal auditivo externo. Por lo que nos permite detectar pequeños cambios de presión, tacto, temperatura y humedad en la zona central de cada oído.
2. **Permitir que tragues comida:** Cuando introducimos un alimento en la boca, no vamos pensando conscientemente qué proceso tenemos que seguir para tragar dicho alimento. De ello se encarga automáticamente una rama del nervio vago, la faríngea, responsable de controlar la actividad de los cinco músculos de la faringe que permiten detener el reflejo de respirar cuando nos metemos un alimento en la boca, para no atragantarnos.

3. **Controlar tus vías respiratorias superiores y las cuerdas vocales:** Cada vez que respiras, son la tercera y cuarta rama del nervio vago las que permiten que tus vías respiratorias se abran. También son las que determinan el tono de tu voz.
4. **Controlar la respiración:** La rama pulmonar del nervio vago se encarga de la frecuencia respiratoria pulmonar. Durante las fases de reposo y digestión, esta rama se activa, ralentizando la frecuencia respiratoria y provocando que la inspiración sea más profunda y diafragmática.
5. **Controlar la frecuencia cardíaca:** Nuestro corazón late para transportar sangre que contiene nutrientes y oxígeno a cada una de tus células. También se encarga de transportar toxinas a los órganos capaces de eliminarlas. El nervio vago desempeña un destacado papel al hacer que la frecuencia cardíaca se mantenga dentro de unos niveles adecuados cuando el cuerpo no sufre estrés.
6. **Mantener la presión arterial en niveles óptimos:** La presión arterial es un factor que depende de la cantidad de fluido presente en el torrente sanguíneo. Los riñones filtran y eliminan los líquidos y toxinas de cuerpo y son, por tanto, los principales protagonistas en el control de la presión arterial corporal. El nervio vago transmite información hacia y desde los riñones para ayudarlos a controlar el flujo dentro de los mismos, nivelando así la presión arterial.
7. **Control de las funciones hepáticas:** El nervio vago transmite información hacia y desde el hígado, controlando casi quinientas tareas. Asimismo, controla las células hepáticas que son responsables de producir bilis, eliminar residuos por las heces, y que también contribuyen a que las grasas sean absorbidas.

8. **Controlar el hambre y la saciedad:** Nos encontramos saciados cuando nuestro nervio vago le envía señales al cerebro de que ya no podemos comer más. Para sentirnos saciados, necesitamos recibir señales del hígado. Esto ocurre cuando nuestro organismo detecta que ya dispone de suficientes grasas, proteínas y carbohidratos. La responsable de trasladar esta información es una hormona conocida como péptido —similar al glucagón tipo 1 (GLP 1)—, que es secretada por el intestino delgado en respuesta a un aumento de los niveles de azúcar en sangre, que el cuerpo traduce como saciedad. Por el contrario, cuando estos niveles van disminuyendo progresivamente, las fibras aferentes del nervio vago en el hígado aumentan su actividad e informan al cerebro de que las células hepáticas necesitan más carbohidratos. Este es el motivo por el que, hoy en día, tantos laboratorios farmacéuticos elaboran medicamentos que funcionan siguiendo la ruta del GLP1 para ayudar a controlar el hambre. No obstante, tu propio cuerpo puede hacerlo, activando el nervio vago.
9. **Controlar la secreción de enzimas pancreáticas:** Cuando comemos, nuestras papilas gustativas —que se encuentran en la lengua— mandan una señal para que el nervio vago secrete determinadas enzimas digestivas (proteasas, lipasas y amilasas). Estas contribuyen a la descomposición de los macronutrientes durante la digestión y, después, a su absorción por parte de las células del intestino.
10. **Controlar la función motora del intestino:** El nervio vago se encarga de transportar alimentos de la boca al ano, pues se activa en el momento en que la comida contacta con la

zona más posterior de la faringe. Y, desde ese momento, va enviando señales nerviosas que permiten la propulsión del alimento por las distintas zonas del aparato digestivo.

11. **Controlar la actividad del sistema inmunitario**: El mantenimiento de las células del sistema inmunitario es otra de las funciones del nervio vago. Por tanto, su buen funcionamiento es necesario para activar una importante vía denominada colinérgica antiinflamatoria. Cuando está activa, esta vía mantiene el sistema inmunitario controlado. El nervio vago envía al intestino un neurotransmisor (acetilcolina), que calma la activación del sistema inmunitario y reduce la inflamación intestinal.
12. **Transmitir información del microbioma**: La transmisión de la información de nuestra microbiota intestinal al cerebro se produce a través del nervio vago. De todos los órganos y sistemas que controla este canal, los cambios que más sentimos son los que se producen en el intestino y, por ende, en nuestra microbiota intestinal. Ted Dinan, en su libro *The Psychobiotic Revolution*, expone que «muchas veces tus antojos no son más que datos que te envían tus microbios intestinales. Contienen una lista completa de los carbohidratos, azúcares y grasas que necesitan».

Asimismo, en su libro explica cómo un tipo de bifidobacterias genera el butirato que alimenta y refuerza la pared del intestino. El butirato puede penetrar en el cerebro. Y, cuando lo hace, nos provoca buen humor y alivia la inflamación (lo que también contribuye a mejorar tu estado de ánimo).

Otro género del que habla Dinan en su obra es el de los lactobacilos. Algunos de ellos manipulan los receptores de los opioides y cannabinoides en el cerebro, actuando como una inyección de morfina. Cuando entendamos que los antojos y las señales acerca de los alimentos que desean nuestras bacterias son transmitidos por el nervio vago a través de la sangre, estaremos en disposición de recuperar el control de nuestras elecciones, así como de realizar cambios alimentarios.

13. **Crear conexiones cerebrales:** Recientes estudios demuestran que la presencia de bacterias intestinales es necesaria para el neurodesarrollo. Entre ellos, destaca el llevado a cabo por Bruno Bonaz en 2018, que describe cómo el nervio vago está muy involucrado en la transmisión de información del microbioma intestinal al cerebro. Esta cadena es la responsable de activar la producción de una proteína denominada factor neurotrófico derivado del cerebro. La activación de este factor conduce a un aumento de la conectividad neuronal.

***¿Qué puede provocar que nuestro nervio vago no transmita una información adecuada?***

1. **Una respiración disfuncional:** Aprender a respirar correctamente es una de las actividades más simples y beneficiosas que está en nuestra mano realizar para mejorar nuestra salud. Causas que producen una mala respiración son el nivel de estrés, inflamación a nivel de la nariz o el dolor de espalda que impida que la caja torácica se expanda lo necesario durante la inspiración.
2. **Sistema digestivo disfuncional:** Un proceso digestivo óptimo tarda entre 16-20 horas en completarse, desde la in-

gesta de la comida hasta la eliminación de los residuos. Hay que dedicar un tiempo a la comida, masticar despacio, tranquilamente, sin prisas. También conviene evitar alimentos procesados, como la comida rápida, que producen un crecimiento de bacterias productoras de toxinas —que pueden entrar a la sangre y ejercer un efecto negativo sobre muchas células, incluidas las cerebrales y hepáticas—. Es preferible comer alimentos como frutas, verduras, cereales, carne, pescado, huevos y aves de calidad.

También se han publicado estudios, como el de K. Kelly en 2011, que demuestran que la presencia de pesticidas y herbicidas —como el glifosato— puede provocar efectos dañinos en nuestra salud. El glifosato es un herbicida que mata a las malas hierbas sin matar el cultivo sobre el que es rociado. Ciertos cultivos como el maíz, la soja, el algodón, la alfalfa o la remolacha azucarera son modificados genéticamente para que el glifosato no los afecte. Pero este herbicida produce una eliminación del manganeso, que es un micronutriente muy necesario para muchas funciones de nuestro cuerpo.

Los efectos del glifosato y los bajos niveles de manganeso han sido relacionados con cuadros de ansiedad, celiaquía, trastornos hepáticos, párkinson, enfermedades autoinmunes... Uno de los principales efectos de la carencia de manganeso son los altos niveles de actividad inflamatoria en el cerebro. El manganeso es necesario para que en el cerebro funcionen ciertas vías. Y una carencia de este conduce a un aumento de la activación inmunitaria y a la secreción de altos niveles de sustancias inflamatorias, como las citocinas. Este es un proceso en el que suele mediar el nervio vago.

Este también se encarga de inervar al estómago y de enviar información al cerebro sobre el volumen de distensión de este órgano. La incapacidad de sentirse saciado al final de una comida es un síntoma de que el nervio vago es incapaz de transmitir esa información.

3. **Disbiosis intestinal (desequilibrio intestinal):** En el penúltimo capítulo, cubriré en profundidad la relación que existe entre un desequilibrio de los microorganismos del intestino y el desarrollo de determinadas enfermedades.
4. **Inflamación crónica y activación del sistema inmunitario***:* Como hemos dicho anteriormente, el intestino posee un sistema inmunitario propio, asociado a mucosas (GALT). En condiciones normales, si nuestra pared intestinal funciona bien —cuando existe un equilibrio entre nuestra microbiota y nuestra permeabilidad—, el sistema inmunitario propio del intestino es capaz de hacer frente a algunos tóxicos o sustancias que pueden atravesar de manera accidental nuestra pared. Pero, cuando alguno de los componentes anteriores se altera, nuestro sistema inmunitario intestinal puede sucumbir y alertar al sistema inmune general, propiciando una respuesta a nivel orgánico o desencadenando enfermedades autoinmunes.
5. **Estrés crónico***:* El Dr. Hans Selye fue el primero en popularizar, en la década de los cincuenta del siglo pasado, el término «estrés», basándose en sus estudios fisiológicos sobre lo que ocurre cuando un animal se ve lesionado o sometido a condiciones inusuales o extremas. El término «estrés» se ha convertido en un concepto paraguas que abarca distintas presiones a las que la vida nos somete.

Pero esta forma de utilizar el término no indica si el estrés es la causa o el efecto. O, hablando en términos más científicos, si se trata del estímulo o de la respuesta a las presiones que experimentamos. A menudo decimos cosas tales como «me siento estresado/a», lo que implica que el estrés es lo que experimentamos en respuesta a algo que está haciéndonos sentir de ese modo. Pero, en otras ocasiones, solemos decir algo parecido a «mi vida está sometida a mucho estrés», lo que implica considerar el estrés como un estímulo externo que nos hace sentir de un determinado modo.

Selye definió el término «estresor» para referirse al estímulo o acontecimiento que producía la respuesta de estrés. Su definición del estrés era: «Respuesta inespecífica, fisiológica del organismo a cualquier presión o exigencia». De modo que, si tenemos en cuenta que un estresor puede ser una situación externa o interna, la situación se complica. Un pensamiento o un sentimiento puede provocarnos estrés y ser, por tanto, un estresor. En otras circunstancias, sin embargo, ese mismo pensamiento o sentimiento puede ser la respuesta a un estímulo externo y convertirse en el estrés.

Selye advirtió más adelante que el estrés, en determinadas circunstancias, puede producir lo que él denominó «enfermedades de adaptación», en referencia a nuestros intentos de responder al cambio y la presión. Estos, si son inadecuados o no están bien regulados, pueden provocar una enfermedad.

El Dr. Seligman, padre de la psicología positiva, decía que el potencial estresante no reside tanto en el estresor como en el modo en el que lo percibimos y lo gestionamos. Cuando, en algún momento, nos sentimos estresados, solemos reaccionar de una determinada forma. Si se trata de una amenaza pasajera, al instante siguiente, la evaluamos y no habrá ninguna reacción o esta será mínima. Pero, en el caso de que consideremos el estresor como una amenaza real, experimentaremos una reacción automática de alarma.

El Dr. Walter B. Cannon estudió este proceso al observar la reacción que presentaba un gato cuando se veía amenazado por un perro. Una reacción que, debido a los cambios fisiológicos que experimentaba el gato y que movilizaban su cuerpo para enfrentarse o huir, denominó «respuesta de lucha o huida». Estos hallazgos los publicó en su libro *La sabiduría del cuerpo*, publicado por primera vez en 1932.

Del mismo modo, cuando te encuentras ante una situación no conocida o amenazante, se activa una glándula situada en el centro del cerebro que libera unas sustancias dirigidas hacia otra glándula cercana al hipotálamo que se llama hipófisis. La hipófisis envía, a su vez, otras sustancias que llegan al torrente sanguíneo y hasta las glándulas suprarrenales, que se encuentran encima de los riñones. Las suprarrenales producen las hormonas del estrés, como la adrenalina y el cortisol, que se dirigen a la sangre y circulan por todo nuestro cuerpo para unirse a unos receptores, presentes en casi todos los órganos y tejidos de nuestro organismo.

**La adrenalina hace que el corazón lata más deprisa y con más fuerza, la tensión arterial aumenta, los bronquios y las pupilas se dilatan, la respiración se acelera para que les llegue más oxígeno a los músculos y al cerebro, la actividad digestiva se bloquea y las reservas de glucosa se movilizan.** Por otro lado, el cortisol extrae las reservas de grasa para transformarlas en azúcar, que se libera a la sangre, por si hay un aumento de necesidad de energía.

***Existen dos tipos de estrés, agudo y crónico.***
**El agudo suele ser intenso pero puntual.** La respuesta a un estrés agudo radica en la acción, ya sea para evitar la fuente de estrés o para eliminarla. Una vez resuelta la situación de estrés, las hormonas del estrés se eliminan y el cuerpo recupera su estado inicial.

Pero a veces la situación del estrés no se resuelve, y las hormonas implicadas se segregan de manera continua; a esto lo llamamos estrés crónico.

***Efectos del estrés crónico:***

- **Cerebro**: Altera su estructura y funcionamiento, produciendo ansiedad, depresión, cambios en los estados de ánimo. Dificultades de concentración, pérdida de memoria.
- **Corazón**: Favorece el desarrollo de placas de colesterol en las arterias, siendo más frecuentes el accidente cerebrovascular, el infarto y la insuficiencia cardíaca.
- **Pulmones**: El diafragma se bloquea y la amplitud de la respiración disminuye, razón por la cual en general los tejidos se oxigenan peor.
- **Obesidad**: Durante el estudio ELISA, con 2525 voluntarios y una media de edad de 54 años, se midió en los sujetos la concentración de cortisol en el cabello, el peso, la estatura y el contorno de la cintura al comienzo del estudio. Y, posteriormente, pasados dos y cuatro años. Los resultados publicados en la revista *Obesity*, en 2017, demostraron que

la exposición a un estrés prolongado guarda relación con la obesidad y con el aumento del contorno de la cintura.

- **Sistema digestivo:** El estrés crónico es un factor de aparición de úlcera gastrointestinal, reflujo gastroesofágico y síndrome de intestino irritable.
- **Músculos y huesos:** El estrés crónico produce fatiga y dolores musculares, y es un factor de riesgo para el desarrollo de osteoporosis.
- **Piel y cabello:** Puede provocar la aparición de psoriasis y dermatitis atópica, y produce una caída del cabello importante.
- **Envejecimiento prematuro:** El estrés crónico acelera el envejecimiento de las células. En 2004, se reclutó a madres de entre 20 y 50 años, dos tercios de las cuales se ocupaban permanentemente de cuidar a un hijo enfermo. Estas sufrían un estrés incrementado, cuya intensidad se demostró inversamente a la longitud de los telómeros de sus glóbulos blancos y a la actividad de la telomerasa. Los investigadores concluyeron que las células de esas madres habían envejecido prematuramente unos diez años, debido al estrés crónico al que estaban sometidas.

6. **Sueño y ritmo circadiano:** Cuando dormimos, pasamos por cinco fases cíclicas de actividad cerebral. Las fases uno y dos son de un sueño ligero; se asocian a los primeros diez minutos tras conciliar el sueño. Las fases tres y cuatro son fases de un sueño profundo, que repara músculos y tejidos, potencia la función inmunitaria y la producción de energía para el día siguiente. La quinta fase del sueño es la fase del

sueño de los movimientos oculares rápidos. El nervio vago se entrena durante el sueño profundo, las fases tres y cuatro. Esto significa que, si no descansas bien por la noche, no entras en el sueño profundo y restaurador para que el nervio vago se entrene.

7. **Falta de interacción social:** Seguro que, si has pasado varios días en casa sin hablar con nadie, tendrás una sensación de tristeza y desánimo que no sabes a qué atribuir. El nervio vago se activa cuando estamos rodeados de personas e interactuando cara a cara con ellas.

   En un estudio publicado en *Biological Psychology* por el Dr. Kok en 2010, se seleccionó a un grupo de personas a las cuales se les midió el tono vagal al comienzo del programa.

   Y lo mismo se hizo a la conclusión del mismo. Se observó que los sujetos con mejor tono vagal mostraban un mayor aumento en su sensación de conectividad. Y que, al terminar el estudio, tenían un mayor tono en el nervio vago. En esta misma línea, varios estudios —como el de Nicole Pelot en 2018— indican que nuestros sentimientos de bienestar, felicidad y positividad están conectados con el tono del nervio vago. Por ello, las personas con una mayor actividad del vago se sienten más positivas. Por el contrario, se sabe que las personas con depresión y un bajo estado de ánimo tienen unos niveles bajos de actividad del nervio vago.

### *¿Cómo podemos medir el funcionamiento del nervio vago?*

Estos métodos consisten en medir la variabilidad cardíaca, la frecuencia cardíaca, el patrón respiratorio y el tiempo del tránsito del intestino.

El nervio vago tiene la capacidad de regular la frecuencia cardíaca. El corazón tiene cuatro cavidades: las aurículas izquierda y derecha, a través de las cuales penetra sangre en el corazón, y los ventrículos, que bombean la sangre del corazón a los vasos sanguíneos. El primer bombeo del corazón representa la acción de las paredes musculares de las aurículas para bombear la sangre a los ventrículos. El segundo bombeo es más intenso y se da cuando las paredes de los ventrículos bombean la sangre oxigenada a las células de cuerpo.

Después de ese período, se produce un tiempo en el que no se realiza ninguna actividad eléctrica del corazón. También sabemos que hay modificaciones de la frecuencia cardíaca con la respiración. Cuando inspiramos, el corazón late más deprisa, y más despacio durante la espiración. Cuanto mayor sea la diferencia entre el aumento de la frecuencia cardíaca durante la inspiración y la disminución de la misma durante la espiración, mejor funciona el corazón, y a esto se le llama variabilidad cardíaca. La variabilidad de la frecuencia cardíaca es la medida del tiempo, en milisegundos, entre los bombeos del corazón. El hecho de que este tiempo varíe es un importante indicador de salud cardiovascular y general.

**Cuanto más activo sea tu nervio vago, más baja será tu frecuencia cardíaca y más variable será el tiempo entre los bombeos del corazón.** Hay momentos en los que estas alteraciones de la frecuencia cardíaca durante la respiración adoptan un patrón armónico, denominado coherencia cardíaca. El estado de coherencia cardíaca se relaciona con la reducción en las cifras de cortisol, hormona aumentada en situaciones de estrés.

Si, además de registrar la coherencia cardíaca, registráramos a la vez la actividad cerebral con un electroencefalograma, veríamos como los dos hemisferios cerebrales se acoplan e igualan sus ritmos, acompasándose. De la misma manera, si colocáramos unos electrodos en el tubo digestivo, observaríamos que este se sincroniza con el corazón y el cerebro.

**Estrategias para mejorar la comunicación intestino cerebro:**

- Ejercicio físico.
- Regulación del sueño.
- Alimentación.
- *Mindfulness.*
- Humor/alegría.
- Interacciones sociales.

**CONSEJOS PRÁCTICOS**

La escala de Holmes-Rahe se utiliza para calcular el nivel de estrés y determinar la probabilidad de que tu salud se vea afectada en el año siguiente:

- Muerte del cónyuge o de un hijo (100).
- Divorcio (73).
- Separación (65).
- Estancia en la cárcel (63).
- Muerte de un pariente próximo (63).
- Enfermedades personales (53).

- Boda (50).
- Pérdida de empleo (47).
- Reconciliación con el cónyuge (45).
- Jubilación (45).
- Alteración del estado de salud de un miembro de la familia (44).
- Embarazo (40).
- Incorporación de un miembro a la familia (39).
- Cambio en la vida profesional (39)
- Modificación de la situación económica (38)
- Muerte de un amigo íntimo (37).
- Cambio de profesión (36).
- Aumento de peleas con el cónyuge (35).
- Hipoteca superior a un año de salario (31).
- Contratar una hipoteca o un préstamo (30).
- Modificación de las responsabilidades profesionales (29).
- Abandono del hogar por parte de un hijo (29).
- Problemas con los suegros (29).
- Éxito personal arrollador (28).
- Pérdida del empleo del cónyuge (26).
- Primer o último año de estudios (26).
- Alteraciones de las condiciones de vida (25).
- Cambios en los hábitos personales (24).
- Mala relación con el jefe (23).
- Modificación del horario o condiciones de trabajo (20).
- Cambio de domicilio (20).
- Cambio de escuela (20).
- Cambio del tipo o la cantidad de las actividades del ocio (19).
- Modificación de las actividades religiosas (19).
- Modificación de las actividades sociales (18).
- Situación de endeudamiento (17).
- Alteración de los hábitos de sueño (16).
- Modificación de los hábitos alimentarios (15).
- Modificación de número de reuniones familiares (15).
- Viaje o vacaciones (13).

- Fiestas navideñas (12).
- Infracciones menores de la ley (11).

**Suma el total de puntos obtenidos.**

- Si <150: tu situación es comparable a la de la media de la población y el riesgo de contraer una enfermedad grave es de alrededor del 30 %.
- Si 150-300: riesgo del 50 % de probabilidades de sufrir un cambio en tu salud.
- Si > 300: 80-90 % de probabilidades de padecer una enfermedad grave.

**MENSAJES PARA LLEVAR A CASA**

- Hay una relación bien establecida entre el estado de nuestro intestino (microbiota y permeabilidad intestinal) y el cerebro.
- La principal vía de comunicación es el nervio vago.
- El nervio vago relaciona el cerebro con la mayoría de los órganos y tejidos de nuestro cuerpo.
- La disbiosis intestinal, la respiración disfuncional, el estrés o la alteración del sueño son algunos de los factores que producen mal funcionamiento del nervio vago.
- Existen estrategias para mejorar estas situaciones, como ejercicio físico, alimentación, *mindfulness*...

# 6. Ejercicio físico y salud

Los beneficios de realizar actividad física sobre la salud son bien conocidos. La práctica de ejercicio físico mejora la salud cardiovascular, atenúa la disfunción del envejecimiento y previene y mejora la recuperación del cáncer.

Estas son algunas de las razones por las que Marta y Roberto han decidido sustituir su tradicional paseo por una suave carrera alrededor del parque, y sus prendas de vestir habituales por otras más deportivas. Atrás quedaron los días en los que solo se veían una vez al mes. Ahora, como mínimo, se ven una o dos veces por semana para hacer ejercicio al aire libre. Y, aunque al principio se fatigaban mucho y tenían que detenerse muy a menudo, últimamente son capaces de dar una vuelta completa al parque sin apenas detenerse.

Los dos eran muy conscientes del riesgo que suponía para su salud el estilo de vida sedentario que solían llevar. Y, aunque ninguno se veía capaz de ponerse a hacer deporte por su cuenta, lo cierto es que la compañía del otro les supone a ambos ese plus de motivación que les estaba faltando.

Todo surgió a raíz de un estudio del que Roberto le habló a Marta hace un par de meses. Trataba sobre los efectos perjudiciales de un estilo de vida sedentario y sobre cómo esta costumbre, cada vez más habitual en Occidente —sobre todo con la implementación del teletrabajo como consecuencia de la pandemia de la COVID-19— aumenta considerablemente la prevalencia de enfermedades crónicas.

—¿Sabías que el ejercicio moderado durante sesenta o setenta y cinco minutos diarios puede reducir la mortalidad asociada con estar sentado durante más de ocho horas al día? —le preguntó Roberto a su amiga, a sabiendas de que Marta permanece hasta diez horas sentada delante de su ordenador, diseñando planos—. Sin embargo, no contrarresta el aumento del riesgo asociado con la alta visualización de televisión. Y esto provoca que un tercio de la población mundial adulta no alcance las pautas de salud pública para los niveles recomendados de actividad física.

—¿Y qué te crees, que no lo sé...? —le reprochó Marta apesadumbrada—. Pero nunca encuentro el momento ni la motivación para salir a correr o hacer algo de gimnasia. Entre el trabajo, los niños y la casa...

—Te entiendo —reconoció Roberto, que se encontraba en una situación muy similar a la de su amiga—. Porque a mí me pasa exactamente lo mismo. A mí también me gustaría salir a correr, como solía hacer con unos amigos antes de que falleciera Diana. El escritor Charles Du Bos decía que «la salud es movimiento; la enfermedad no». Y estoy seguro de que llevaba razón. Pero la verdad es que no me apetece nada hacer deporte solo.

—Pues no se hable más —le dijo Marta—. Mañana mismo nos ponemos el chándal y salimos los dos a correr. ¿Quieres? Eso sí: vas a tener que armarte de paciencia, porque yo me ahogo solo con subir las escaleras en mi casa...

Dicho y hecho. Al día siguiente, Marta y Roberto quedaron para trotar tranquilamente por el parque, sin exigirse mucho. Y, lo que al principio parecía una proeza, poco a poco se fue convirtiendo en una costumbre. Desde hace dos meses, no faltan a su cita y ambos reconocen que, a raíz de haber comenzado a correr, han experimentado notables mejoras en su estado de ánimo y de salud.

## ¿Cómo ejerce la actividad física sus beneficios sobre la salud?

1. **Corazón:** El corazón se adapta a la actividad física regular e intensa aumentando ligeramente su volumen. Del mismo modo, la actividad física cotidiana estimula la formación de nuevos vasos sanguíneos para ayudar al desarrollo de los músculos y mejorar su irrigación.
2. **El perfil lipídico**: Tras dos semanas de ejercicio, ya se observa un descenso en los niveles de triglicéridos en sangre.
3. **La utilización de azúcares**: Los músculos funcionan con azúcar, que almacenan en sus células en forma de glucógeno. Cuando se realiza una actividad física regular, el músculo reacciona aumentando su capacidad de almacenamiento de glucógeno. Esto hace que intente buscar el azúcar en la sangre y ponerlo en reserva, lo que contribuye a normalizar las cifras de glucosa en sangre.
4. **El control de peso**: El entrenamiento aeróbico reduce el volumen del tejido adiposo visceral.
5. **Prevención del cáncer:** El ejercicio físico puede contribuir a

reducir el riesgo de determinados cánceres, entre ellos el de colon, mama, endometrio y pulmón.

6. **Funciones cognitivas:** La actividad física estimula el transporte de oxígeno en sangre, lo que contribuye a una mayor oxigenación del cerebro y repercute en el rendimiento cognitivo. Asimismo, frena los procesos degenerativos asociados al envejecimiento.
7. **Salud mental**: La actividad física estimula la producción de neurotransmisores como la serotonina y las endorfinas. La serotonina regula el estado de ánimo, y las endorfinas reducen el dolor y producen una sensación de euforia.
8. **Envejecimiento**: La actividad física retrasa el envejecimiento al mejorar la capacidad cardiovascular; también ayuda a reducir la pérdida de masa en nuestros músculos al tonificarlos, así como a mejorar la salud de los huesos.

Como ves, con el ejercicio físico todo son ventajas, pues no solo mejora el estado general de salud, sino que también previene el desarrollo de varias enfermedades. En los últimos años, se ha observado que el ejercicio físico afecta a la microbiota intestinal al aumentar la presencia de bacterias beneficiosas y diversidad microbiana. Por el contrario, un estilo de vida sedentario aumenta la incidencia de enfermedades crónicas que, a menudo, van asociadas a una pérdida de diversidad microbiana. Estas fueron las conclusiones del estudio publicado, en 2020, por la Dra. Nazareth Castellanos en *Microorganisms.*

Un factor novedoso, y que conviene tener en cuenta, es que el ejercicio físico tiene un impacto directo en la salud de nuestra microbiota intestinal. Al ejercitarnos, estamos aumentando el tránsito intestinal, así como la segregación de hormonas y neurotransmisores. Y esto, a su vez, provoca que la microbiota intestinal contribuya a adaptar nuestro cuerpo para que, cada vez, el mismo ejercicio físico nos sea más sencillo y asequible.

Al influir en el metabolismo energético, mejorar la respuesta inmune, afectar al estado de hidratación o mejorar el rendimiento de resistencia por su capacidad de fermentación, conocer cómo el ejercicio físico influye en la estructura de nuestra microbiota y viceversa es fundamental para aumentar nuestra esperanza y calidad de vida.

En este sentido, otro estudio en el que también participó Nazareth Castellanos, junto con Gustavo Díez, y que fue publicado en *Frontiers in Microbiology* en 2020 vino a arrojar luz sobre si, verdaderamente, las personas con un estilo de vida sedentario se caracterizan por una menor diversidad en su microbiota intestinal y cómo la diversidad microbiana se asocia con cambios en las interacciones de la red bacteriana.

El estilo de vida sedentario se asoció significativamente con una dieta baja en fibra y rica en azúcares y carne procesada, así como con una alta composición de grasa corporal visceral y total. La diversidad y la complejidad de la red de la microbiota intestinal fueron significativamente menores en personas sedentarias, cuando se las comparaba con individuos activos.

Un equipo de investigadores encabezado por el profesor Sanjay Sharma —especialista cardiólogo del Hospital St. George de Londres y director del cuerpo médico del maratón de la capital británica— considera que **150 minutos es la cantidad de ejercicio que se necesita para obtener los mejores beneficios para la salud.** Según expuso en un estudio de 2006, las modificaciones en el estilo de vida pueden asumir una gran importancia en personas con enfermedades mentales graves. Muchas de estas personas tienen un alto riesgo de padecer enfermedades crónicas —tales como diabetes, hiperlipidemia y enfermedades cardiovasculares— asociadas con el comportamiento sedentario y los efectos secundarios de los medicamentos.

Un componente esencial de la modificación del estilo de vida es el ejercicio. Tanto los pacientes como los profesionales de la salud mental no comprenden ni aprecian adecuadamente la importancia del ejercicio. Y las evidencias que han arrojado estudios como el de Sharma sugieren que el ejercicio puede ser una intervención a menudo descuidada en la atención de la salud mental.

Diversos estudios han demostrado que los **ejercicios aeróbicos —como trotar, nadar, montar en bicicleta, caminar— o hobbies como la jardinería o la danza** reducen la ansiedad y la depresión. En ellos se sugiere que estas mejoras en el estado de ánimo son provocadas por el aumento que inducen estos ejercicios en la circulación sanguínea en el cerebro, así como por una influencia en el eje hipotálamo-pituitaria-adrenal (HPA) que contribuye a mejorar la reactividad fisiológica frente al estrés.

Esta influencia fisiológica probablemente esté mediada por la comunicación del eje HPA con varias regiones del cerebro, incluido el sistema límbico, que controla la motivación y el estado de ánimo. Así como la amígdala, generadora de la sensación de miedo en respuesta al estrés, o el hipocampo, que desempeña un importante papel tanto en los procesos relacionados con la memoria como en el estado de ánimo y la motivación.

Otras hipótesis que se han propuesto para explicar los efectos beneficiosos de la actividad física en la salud mental incluyen la distracción, la autoeficacia y la interacción social, resumidos en una revisión de 2016 en la revista *Neuroscience Biobehavioral Reviews.* Si bien los programas grupales estructurados pueden ser efectivos para personas con enfermedades mentales graves, los cambios de estilo de vida que se centran en la acumulación y el aumento de actividad de intensidad moderada durante el día pueden ser los más apropiados para la mayoría de los pacientes. Curiosamente, la adherencia a las intervenciones de actividad física en pacientes psiquiátricos parece ser comparable a la de la población general.

**El ejercicio físico mejora la salud mental al reducir la ansiedad, la depresión y los estados de ánimo negativos, al aumentar la autoestima y la función cognitiva.** Ejercitarse cotidianamente también contribuye significativamente a aliviar síntomas tales como la baja autoestima y el aislamiento social. El ejercicio físico es especialmente importante en pacientes con esquizofrenia, ya que tienden a ser vulnerables a la obesidad, máxime si tenemos en cuenta el riesgo adicional de aumento de peso asociado a los tratamientos antipsicóticos, especialmente los antipsicóticos atípicos.

El Dr. Gorczynski llevó a cabo una revisión sistemática que incluía tres estudios sobre la utilidad de programas de ejercicios en la esquizofrenia. Los pacientes aquejados de esquizofrenia que participaron en un programa de acondicionamiento físico de tres meses mostraron mejoras en el control de peso e informaron un aumento en los niveles de condición física y tolerancia al ejercicio, niveles reducidos de presión arterial y aumentos sustanciales en la energía percibida, así como en la fuerza de agarre en las extremidades superiores.

**Treinta minutos de ejercicio de intensidad moderada —como caminar a paso ligero durante tres días a la semana— son suficientes para obtener estos beneficios en nuestra salud. Además, estos 30 minutos no tienen por qué ser continuos: tres caminatas de 10 minutos nos aportan los mismos beneficios que una de 30.**

Así pues, los beneficios que para nuestra salud aporta el ejercicio regular, y que todos los profesionales de la salud mental deberían enfatizar y reforzar para sus pacientes, incluyen:

1. sueño mejorado,
2. mayor interés en el sexo,
3. mejor resistencia,
4. alivio del estrés,
5. mejora del estado de ánimo,
6. mayor energía,
7. cansancio reducido, que puede aumentar el estado de alerta mental,
8. reducción de peso,
9. reducción del colesterol y mejora de la aptitud cardiovascular.

Los proveedores de servicios de salud mental pueden, por lo tanto, proporcionar intervenciones de actividad física efectivas y basadas en pruebas para las personas que padecen enfermedades mentales graves. No obstante, aún son necesarios más estudios en esta línea para comprender el impacto de combinar tales intervenciones con los tratamientos tradicionales de salud mental, incluida la psicofarmacología y la psicoterapia.

Recientemente, ha sido publicado en la revista *Nature Medicine* un trabajo de investigación realizado en la Escuela de Medicina de Harvard. La investigación se inició en 2015, a partir del análisis de la microbiota intestinal de 15 personas que participaron en la maratón de Boston. La principal diferencia encontrada en la secuenciación, antes y después de la carrera, fueron las bacterias del género *Veillonella*, cuyo número aumentó en los días posteriores al maratón. Estas bacterias eran más abundantes en las personas físicamente activas que en las personas sedentarias que sirvieron de grupo control.

Posteriormente, se administró esta cepa de *Veillonella atypica* a un grupo de 16 ratones, que se comparó con un grupo control que recibió *Lactobacillus bulgaricus*. El resultado fue que los primeros corrieron un 13 % más en los dispositivos instalados en sus jaulas. Un estudio posterior con 87 deportistas de alto rendimiento —corredores de ultramaratones y remeros olímpicos— confirmó que la actividad física incrementa las poblaciones de *Veillonella* en la microbiota intestinal.

Estos resultados vienen a complementar otros que han intentado analizar qué papel puede tener la microbiota en los deportistas. Así, investigadores de la Universidad de Cork, en Irlanda, han observado que los jugadores de *rugby* profesionales tienen una microbiota con mayor diversidad que los sujetos no deportistas, evidentemente con menor complexión física, aunque no se ha llegado a determinar si esas diferencias eran consecuencia del ejercicio o de la dieta.

No obstante lo anterior, en otro estudio realizado en la Universidad de Illinois, los autores comprobaron que, tras seis semanas de entrenamientos, la microbiota intestinal —tanto en individuos delgados como en obesos— cambiaba con un aumento de la diversidad microbiana. Efecto que se revertía en el mismo período de tiempo al volver al sedentarismo, independientemente del tipo de dieta.

En conclusión, todos estos trabajos abren una línea de investigación en la que, por una parte, se pretende descubrir si los cambios en la microbiota podrían influir de una manera beneficiosa en las personas que realizan ejercicio y, por otra, se plantea si los deportistas de élite podrían mejorar su rendimiento modulando su microbiota con el empleo de probióticos.

## CONSEJOS PRÁCTICOS

**En la siguiente tabla se describen los beneficios del ejercicio en distintos órganos, en el metabolismo y en la prevención de diferentes enfermedades.**

| NIVEL | BENEFICIOS |
| --- | --- |
| Corazón | Disminuye frecuencia cardíaca<br>Disminuye enfermedades cardíacas |
| Vasos sanguíneos | Mejora la circulación |
| Niveles de glucosa en sangre | Normalización de la glucemia en sangre |
| Perfil lipídico | Disminuye el colesterol total y triglicéridos |
| Peso/metabolismo | Disminuye el contorno de cintura |
| Cáncer | Disminuye diversos cánceres |
| Cerebro | Mejora funciones cognitivas<br>Disminuye procesos degenerativos<br>Mejora actividad neuronal |
| Salud mental | Disminuye ansiedad y depresión<br>Disminuye el dolor |
| Envejecimiento | Mejora capacidad cardiovascular<br>Aumenta fuerza y resistencia |

**MENSAJES PARA LLEVAR A CASA**

1. La actividad física cotidiana constituye un aspecto fundamental en la mejora de nuestra salud.
2. La actividad física frena procesos ligados al envejecimiento.
3. Permanecer activo permite vivir más tiempo y con mejor calidad de vida.
4. Conviene reducir al máximo las actividades sedentarias.

# 7. *Mindfulness* y salud

—Hola, Roberto. Perdona..., ¿te importaría venir a rescatarme...?

Hoy Elena ha vuelto a hacer de las suyas...

La más pequeña de Marta es un verdadero «trasto». La psicóloga del colegio dice que es su forma de «llamar la atención». Pero su madre siempre lo ha achacado a que Alfonso, su ex, no se implica lo suficiente en la educación de sus hijos y los malcría.

—Siempre ocurre lo mismo —le está contando a Roberto por teléfono—. Es regresar de casa de su padre y comenzar a liarla... Y el caso es que, al cabo de unos días, ya se sosiega y vuelve a ser la de siempre. Pero es que no falla, oye... Yo creo que me pongo tan nerviosa no tanto por ella como porque sé que, en gran parte, es culpa de Alfonso...

—Bueno, bueno... —le dice Roberto, tratando de calmar los ánimos—. ¿Por qué no me cuentas lo que ha sucedido...?

—Pues que me ha dejado encerrada en la terraza de mi habitación. Y hace un frío que pela...

—¿Cómo dices? —pregunta Roberto tratando de reprimir una carcajada.

—¡Oye! Ni se te ocurra reírte... —le contesta Marta, consciente de lo surrealista de la situación—. Prefiero pasar frío a que te rías de mí...

—Ya estoy en el coche. Voy para allá... Prometo no reírme. —Pero lo cierto es que, mientras conecta el manos libres, tiene que morderse el labio inferior para que Marta no le escuche desternillarse—. Venga, ve contándome qué ha pasado mientras llego.

—Pues como lo oyes —continúa explicando Marta—: he salido a colgar algo de ropa en el tendedero que tengo en la terraza de mi habitación. Y ella, para gastarme una broma, ha cerrado la puerta. Y el problema es que, desde fuera, no se puede abrir. Y ella no tiene fuerza suficiente como para manipular el pestillo desde dentro. David no está en casa... Y he pensado en ti.

—Has hecho muy bien en llamarme, Marta. No te preocupes, que ya casi estoy ahí...

—¿Sabes qué está haciendo ahora?

—¿Quién...? —pregunta Roberto, pendiente de no rebasar el límite de velocidad dentro del municipio.

—Elenita —continúa diciendo Marta—. Está aquí, al otro lado del cristal, con el maletín de doctora que le regalé por su cumple. Y, con el martillo de juguete (uno de esos de plástico que simulan el que se emplea para el reflejo de rodilla), está dando golpecitos sobre la puerta para intentar que se abra... ¡Ay, mi niña!

—Ya estoy aparcando —confirma Roberto—. Por favor, dile a Elena que me abra la puerta.

Una vez en el dormitorio, Roberto consigue abrir la puerta de la terraza, y Marta, muerta de frío, se abalanza sobre él para que la abrace, procurando entrar en calor. Elena le acerca una manta y su madre se cubre con ella. Roberto la acompaña hasta el salón y se dispone a prepararle un reconfortante té.

—¿No estás enfadada...? —le pregunta Elena a su madre, abrazándola muy fuerte.

—No, mi amor. Anda, ve llenando la bañera de agua caliente, que ahora nos vamos a dar un buen baño las dos juntas, ¿quieres? —La niña asiente y Marta le da un beso en la frente, antes de que salga corriendo escaleras arriba.

»¿Sabes por qué Elena me ha preguntado eso? —le dice Marta a Roberto cuando este se aproxima al sofá con dos tazas de humeante té.

—¿El qué...? ¿Que si no estabas enfadada? —trata de averiguar él.

—Sí —confirma ella, pensativa—. Yo misma estoy sorprendida de mi reacción, ¿sabes?

—¿Cómo es eso...? —inquiere Roberto.

—Ya sabes cómo solía enfadarme antes con los niños. Sobre todo después de que hubieran estado con Alfonso. Pero hoy, en lugar de ponerme hecha un basilisco, me he sorprendido al verme capaz de elegir mi forma de reaccionar. Nada más sentir cómo se cerraba a mis espaldas la puerta de la terraza, he notado un acceso de miedo e ira que me es muy familiar. Apenas han sido unas milésimas de segundo... —dice Marta, sumiéndose en sus cavilaciones.

—Continúa, por favor —le pide su amigo.

—Era como si me estuviera viendo a mí misma en la televisión o en la pantalla de un cine —le dice Marta completamente entusiasmada—. Como si estuviera observando a otra persona que no era yo: era capaz de analizar mis gestos, de tener en cuenta el tono de voz que estaba empleando... Sentía cómo los nervios comenzaban a hacer presa de mí. Y entonces todo ha cambiado...

—¿Cómo que todo ha cambiado? —le pregunta Roberto. Por la forma que ha tenido de preguntarlo, Marta se percata de que su amigo está realmente intrigado—. ¿A qué te refieres...?

—Pues ha sido exactamente como decía Viktor Frankl en ese libro suyo que me regalaste. Efectivamente, por primera vez he sido consciente de que entre el estímulo provocado por Elena y mi reacción ha habido un espacio. Como si tuviera el mando a distancia en la mano y hubiese pulsado el botón para pausar la escena. Y de que, como afirmaba Frankl, en ese espacio tenía el poder de elegir mi respuesta. Hoy me he dado cuenta de a qué se refería al afirmar que en nuestra respuesta se encuentran nuestro crecimiento y nuestra libertad. Porque hoy he podido decidir cuál quería que fuese mi respuesta, Roberto. Y esa capacidad me ha hecho sentirme...

—Libre —dice Roberto, completando la frase de su amiga.

—¡Sí! —exclama ella—. Así es... A pesar de las circunstancias, me he sentido libre de elegir. Y, aunque la situación era muy incómoda, dentro de mí sentía una especie de serenidad muy difícil de describir. Y siento que esta nueva sensación te la debo a ti, Roberto.

—Yo no tengo nada que ver, Marta —responde él modestamente—. Tan solo me limité a hablarte de las virtudes del *mindfulness* y de mis grupos de meditación de los martes. Eres tú la que, a base de práctica y tesón, estás retomando las riendas de tu vida. Y es muy emocionante ser testigo de ese cambio que se está produciendo en ti...

—Aun así, me siento profundamente agradecida, Roberto. Y necesitaba decírtelo. Que lo supieras...

—Gracias, Marta. De hecho, hay algo que yo también llevo un tiempo con ganas de decirte... —dice tomando ambas tazas y depositándolas sobre la mesa—. Verás, el caso es que...

—¡Mamá! ¡Mamá...! —se oye gritar a Elena desde el piso de arriba—. ¡Ven, que se está empezando a salir el agua de la bañera...!

—¡Elena! Hoy te has propuesto sacarme de quicio y lo vas a conseguir... —protesta Marta subiendo los escalones de tres en tres. Roberto la escucha cerrar el grifo de la bañera y regañar a Elena en voz baja. Al rato, vuelve a descender las escaleras, regresando al salón—. Perdona, Roberto, parece que Elena sigue un poco nerviosa... Discúlpame, ¿qué me estabas diciendo...?

—Nada, nada... —responde Roberto, comprensivo—. Ya seguiremos hablando otro día. Puede esperar, no te preocupes. Ve a atender a la niña. Ya es tarde...

—Sí, llevas razón —reconoce Marta—. Lo mejor será que la bañe y prepare algo de cena. Además, en breve terminará el entrenamiento de David y he de ir a buscarlo. ¿Seguimos hablando mañana...?

—Cuando tú quieras —se despide Roberto, depositando un beso en la mejilla de su amiga.

## ¿Qué es *mindfulness*?

Se atribuye al británico T.W. Rhys Davids la primera traducción al inglés de la palabra *sati* en 1881. En lengua pali, este término hace referencia a la técnica budista encaminada a la «atención plena». No obstante, no fue hasta casi un siglo después que el concepto de *mindfulness* se popularizó, a partir de que Thich Nhat Hanh —monje budista zen de origen vietnamita— lo empleara como traducción al inglés de la palabra *sati* en *The Miracle of Being Awake*, el libro que importó a Occidente esta técnica milenaria. Sin embargo, fue Jon Kabat-Zinn quien, a través de su programa MBSR (*Mindfulness Base Stress Reduction*), hizo una mayor contribución para la divulgación del *mindfulness* a nivel mundial.

*Mindfulness* es sinónimo de una forma intencional de prestar atención, gracias a la cual somos capaces de observar todos los fenómenos que aparecen en el campo de la consciencia con una atención pura, sostenida y sin juicios. Siempre que recordemos regresar amablemente a este tipo de atención plena —cada vez que nos distraigamos—, esta forma de «estar atentos» genera una consciencia serena, lúcida y ecuánime.

### *Budismo y* mindfulness

El conjunto de prácticas de meditación que integran el *mindfulness* hunde sus raíces en la meditación budista que fue transmitida por Siddharta Gautama Sakyamuni (Buda) y que, con más de dos mil quinientos años de antigüedad, ha llegado hasta nuestros días. Cuentan que Siddhartha, impactado y desasosegado al ver con sus propios ojos la enfermedad, la vejez y la muerte, tomó la firme determinación de descubrir las causas del sufrimiento y su remedio. En este sentido, Buda transmitió a sus discípulos sus Cuatro Nobles Verdades:

1. En la vida hay sufrimiento.
2. El sufrimiento tiene un origen.
3. El sufrimiento puede cesar.
4. Hay un camino que conduce al cese del sufrimiento.

*Dukkha* —que es la palabra de la lengua pali que nosotros traducimos como «**sufrimiento**»— designa en la doctrina budista todo lo que es insatisfactorio o incómodo, incluidos los estados de dolor físico o mental. Vivir conlleva sufrir. Estamos preparados para padecer dolor biológico. Pero no estamos preparados para padecer sufrimiento. Esta es la reactividad cognitivo-emocional que se desencadena ante el dolor físico o psicológico.

La segunda noble verdad es que el **sufrimiento tiene un origen**. En términos generales, el budismo entiende que la causa del sufrimiento es el deseo. Deseamos lo que nos agrada. Del mismo modo que deseamos evitar lo que nos desagrada. Nos apegamos a lo que nos hace sentir bien e invertimos mucha energía en evitar perderlo. También reaccionamos con hostilidad ante aquello que nos incomoda, e intentamos evitar que lo que consideramos negativo esté presente en nuestras vidas.

La tercera noble verdad nos dice que **el sufrimiento puede cesar**. Y que la clave para que esto ocurra radica en la observación atenta de uno mismo. Adquirir consciencia de la naturaleza de los procesos físicos y mentales que acaecen en cada uno de nosotros es una herramienta fundamental para el cese del sufrimiento.

Por último, la cuarta noble verdad nos muestra el camino que conduce a la **liberación del sufrimiento**: el óctuple sendero que, según el budismo, conduce al cese de *dukkha*. Es esta cesación del sufrimiento lo que se conoce como nirvana. En la simbología budista, el óctuple sendero o noble camino es usualmente representado con la rueda del *dharma*, donde cada rayo representa un elemento de la senda.

Los elementos del noble camino óctuple se subdividen en tres categorías básicas:

1. La Sabiduría, que, a su vez, integra la visión (o comprensión correcta) y el pensamiento (o determinación correcta).
2. La Conducta Ética o Virtud, que implica hablar y actuar correctamente, así como disponer de un medio de vida adecuado.
3. La Meditación o Entrenamiento de la Mente, constituida por el esfuerzo correcto, la atención plena y la concentración adecuada.

### *El cerebro* mindful

Durante la práctica de la meditación basada en *mindfulness*, entran en juego tres componentes:

- **La atención**: Bien sea a través de un foco cerrado (como la respiración), o un foco abierto (como los sonidos del exterior).
- **La distracción**: Para describir el «ruido» de nuestra mente, se suele recurrir a la analogía de **«mente de mono»**. Del mismo modo que un mono va saltando de rama en rama, nuestra mente «salta» constantemente de un evento del pasado a otro del presente o del futuro, sin darse —ni darnos— ningún respiro.

- **La intencionalidad**: Prestamos atención al foco que hayamos elegido y lo hacemos de una manera voluntaria, teniendo como meta no distraernos, aprendiendo a regular nuestra atención.

Todos nuestros procesos mentales tienen un soporte neuronal. Y la práctica del *mindfulness* no es una excepción: también está soportada por las redes neuronales de nuestro cerebro. Una red neuronal es un conjunto de neuronas que están conectadas entre sí y que, aunque pueden pertenecer a estructuras cerebrales distintas y no próximas, trabajan en conjunto. Cuando la conexión entre estas neuronas se repite en el tiempo —debido a que operan juntas para desempeñar una determinada función—, la conectividad entre ellas se refuerza. De este modo se facilita que vuelvan a trabajar en conjunto en el futuro. Esto hecho constituye el fundamento neuronal del aprendizaje. Lo que se conoce como **ley de Hebb.**

Cuando estamos descansando y nuestra atención no está focalizada en la realización de una tarea, empieza a funcionar nuestra «mente de mono». Al hacerlo, nos enredamos en pensamientos e imágenes que emergen espontáneamente y que tratan acerca del pasado y del futuro. La red neuronal que se encarga de esta intensa actividad neuronal cuando estamos en reposo se denomina red neuronal por defecto.

### *La red neuronal* mindful

Esa forma de divagar que tiene nuestra mente, que consume tanta energía y de la que es responsable la red neuronal por defecto, es lo que la práctica de meditación basada en *mindfulness* pretende regular.

**La práctica de meditación basada en *mindfulness* produce cambios en el sistema nervioso central.** Y así lo demuestran diversos estudios al respecto de la plasticidad neuronal. Como el liderado en 2010 por el Dr. Holzel. En él se demostró que, en meditadores experimentados, se observaba un incremento de la ínsula anterior del hemisferio derecho, así como de áreas prefrontales, relacionadas con la atención y la planificación.

Asimismo, en otro estudio con meditadores experimentados liderado por el Dr. Farb en 2007, se objetivó que la meditación prevenía la pérdida de volumen que se da en la sustancia gris cerebral con el transcurso de la edad. También se demostró en ese mismo estudio que las deficiencias en la atención, ocasionadas por esta disminución del volumen de la sustancia gris, no tenían lugar en estos meditadores. Y, lo que es más llamativo: este estudio puso de manifiesto que la meditación basada en *mindfulness* desactiva la red neuronal por defecto en meditadores experimentados.

Además, en 2014 el Dr. Singleton, tras un entrenamiento en MBSR, observó un incremento en la concentración de sustancia gris en núcleos del tronco del encéfalo. Incremento que se correlacionaba positivamente con el aumento del sentimiento de bienestar.

### *Una mente distraída es una mente infeliz*

«*A Wandering Mind is an Unhappy Mind*». Este era el titular del número de la revista *Science* en el que se explicaba que, a diferencia de otros animales, los seres humanos pasan mucho tiempo pensando en cosas que no están sucediendo a su alrededor, así como dándole vueltas a hechos que sucedieron en el pasado, o que eventualmente pueden suceder en el futuro. Y aunque esta capacidad, *a priori*, constituye un avance evolutivo que nos permite aprender, razonar y planificar, también puede tener un coste emocional muy elevado.

**Son muchas las tradiciones filosóficas y religiosas que insisten en que la felicidad consiste en vivir el presente. De ese modo, tratan de enseñar a quienes las practican a resistirse a la mente errante y «permanecer en el aquí y en el ahora». Una mente distraída, según estas tradiciones, es una mente infeliz.** ¿Estarán en lo cierto…?

Pues, como rezaba el título de ese número de la revista *Science,* los investigadores de Harvard concluyeron que dichas tradiciones estaban en lo cierto. Estos científicos desarrollaron una aplicación para iPhone destinada a recopilar aleatoriamente la respuesta de miles de personas a preguntas relativas a su felicidad y a lo que estaban haciendo en ese momento, así como a analizar la mente errante (a través de preguntas como «¿estás pensando en algo diferente a lo que estás haciendo?»).

Según Killingsworth, uno de los autores del estudio, esta investigación puso de relieve que la mente pasa la mitad del tiempo de vigilia distraída. Y que la infelicidad de una mente concentrada es muy inferior a la de una mente distraída. Su conclusión fue que, «con independencia de lo que hagan, las personas son mucho menos felices cuando su mente divaga que cuando están concentradas».

### Mindfulness based stress reduction *(MBSR)*

En 1979, se fundó la Clínica de Reducción del Estrés de la Facultad de Medicina de la Universidad de Massachusetts. En ella, el Dr. Jon Kabat-Zinn instauró un programa de MBSR de ocho semanas. *Mindfulness* es una habilidad que, como ocurre con cualquier otra, se desarrolla con la práctica. Según Kabat-Zinn, el cultivo del *mindfulness* requiere prestar atención, habitar el presente y hacer un buen uso de lo que percibimos, sentimos, sabemos y aprendemos.

Una investigación llevada a cabo en la Universidad de California y liderada por Elizabeth Blackburn demostró que nuestros pensamientos y emociones —especialmente los pensamientos estresantes que implican una «rumiación» obsesiva del pasado o una preocupación desmesurada por el futuro— influyen en nuestras células y telómeros. Es decir, en el ritmo de nuestro envejecimiento.

Los telómeros son la secuencia repetida de ADN especializado —ubicada, como ya vimos, en el extremo de todos nuestros cromosomas—, esencial para la división celular, que va acortándose a medida que envejecemos. La Dra. Blackburn demostró que el estrés crónico va acompañado de un mayor acortamiento de los telómeros. Y que, además, ese acortamiento depende fundamentalmente del modo en que percibimos el estrés. Lo que esta investigación ha demostrado es que el cambio de actitud y la relación que establecemos con nuestras circunstancias influye en nuestra salud y en nuestro bienestar.

Asimismo, poniendo en práctica el programa MBSR de ocho semanas, las investigaciones del Hospital General de Massachusetts y de la Universidad de Harvard han confirmado que se produce un engrosamiento de varias regiones del cerebro asociadas al aprendizaje, la memoria, la regulación de las emociones y de la sensación de identidad.

## Fundamentos básicos de la práctica de *mindfulness*

### *1. No enjuiciar*

El ser humano, por regla general, califica a las cosas, personas y acontecimientos como «buenos» porque le hacen sentir bien. Y, por el contrario, juzga a otros como «malos» porque, por algún motivo, le hacen sentir mal. Todos estos juicios secuestran nuestra mente y nos impiden encontrar la paz interior. En el fondo, esta constante actitud enjuiciadora nos imposibilita diferenciar lo que de verdad está ocurriendo, tanto interna como externamente. Por este motivo, al practicar *mindfulness*, es importante reconocer la capacidad enjuiciadora de nuestra mente. Y, cuando aparezca el juicio, observarlo, cobrar conciencia de lo que ocurre. Y no reaccionar ni dejarse arrastrar por esos juicios.

### *2. Paciencia*

La paciencia es una forma de sabiduría. Demuestra que entendemos y aceptamos que cada proceso requiere de su propio ritmo. Cuando practiquemos *mindfulness*, no nos debemos impacientar por el hecho de que nuestra mente no cese de emitir juicios, o por no observar avances después de llevar practicando un tiempo. Ser pacientes consiste en permanecer abiertos a cada momento, a lo que surja, aceptándolo en su plenitud y sabiendo que las cosas discurren a su propio ritmo.

### *3. Mente de principiante*

La experiencia del momento presente nos pone en contacto con la vida. Con frecuencia, dejamos que nuestros pensamientos y creencias sobre lo que «creemos que sabemos» nos impidan ver las cosas como verdaderamente son. Nos centramos tanto en lo ordinario que no somos capaces de percatarnos de lo extraordinario. Si queremos ver la riqueza del momento presente, debemos cultivar lo que se conoce como «mente de principiante». Es decir, una mente dispuesta a verlo todo como si fuese la primera vez que lo contempla.

*4. Confianza*

Es necesario que desarrollemos una confianza en nosotros mismos, así como en nuestros sentimientos y sensaciones. ¿Por qué no hacer caso a nuestras sensaciones, si en algún momento algo no nos parece bien...? ¿O por qué descartar una idea, si otras personas piensan de manera diferente a nosotros...?

*5. No forzamiento*

Casi todo lo que hacemos apunta hacia algún objetivo; a conseguir algo. Pero la meditación no tiene tanto que ver con hacer como con no hacer. Por ejemplo, si nos ponemos a meditar pensando que lo hacemos para que nos quite el dolor que tenemos en la espalda, nos estaremos equivocando. *Mindfulness* propone sentir ese dolor del mejor modo posible. Desde esa óptica, el mejor modo de lograr nuestros objetivos consiste en abandonar todo interés por alcanzarlos. Centrarnos en ver y aceptar, instante tras instante, las cosas tal cual son.

*6. Aceptación*

Está muy relacionada con el punto anterior, pues la aceptación implica ver las cosas como realmente son en el momento presente. Si, por ejemplo, nos sobran unos kilos en este momento, el primer paso es aceptarlo. Cualquier posible cambio pasa, obligatoriamente, por un reconocimiento previo. Es decir, por ver las cosas como realmente son.

*7. Soltar*

Soltar también es otra forma de dejar que las cosas sean. Es decir, de aceptar las cosas tal y como son. Si tenemos dificultades en soltar algo —porque tiene un fuerte poder sobre nuestra mente—, nos estaremos aferrando a ello. De este modo, es fácil descubrir cuáles pueden ser nuestras fuentes de sufrimiento. Porque frecuentemente coinciden con aquello que nos negamos a soltar.

## Microbiota y meditación

Un grupo de investigadores liderados por el Dr. Jia analizó en 2020 el efecto que tenía en la microbiota intestinal humana la meditación a largo plazo ligada a una dieta vegana. Los doce sujetos que componían el grupo de meditación fueron reclutados en el Centro de Investigación de Meditación de la ciudad de Xingtai, en la provincia china de Hebei. Todos ellos recibieron entrenamiento de meditación durante 30 minutos por día en combinación con una dieta vegana durante más de tres años.

Por otro lado, se generó un grupo de control compuesto por una docena de personas pertenecientes a una población sana de los alrededores del Centro de Investigación de Meditación (omnívoros que nunca habían recibido ningún entrenamiento en meditación).

Los resultados demostraron que, en comparación con los sujetos del grupo de control saludable omnívoro que nunca habían recibido ningún entrenamiento en meditación, la estructura de la microbiota intestinal en las personas que siguieron las prácticas de meditación vegana a largo plazo difería significativamente. Asimismo, se pudo constatar que los géneros bacterianos dominantes con diferencias significativas entre los dos grupos estaban relacionados de una forma directamente proporcional con el número de años de meditación del sujeto de estudio.

Estos resultados indican que la meditación vegana a largo plazo desempeña un papel positivo en la mejora de la inmunidad del cuerpo, pues permite el ajuste de los niveles endocrinos y metabólicos, lo que repercute positivamente en el estado de salud.

**CONSEJOS PRÁCTICOS**

1. Dedica un tiempo al día, entre 15 y 20 minutos, para realizar la práctica de *mindfulness*.
2. Escoge un lugar cómodo en el que no te vayan a interrumpir.
3. Podemos practicar *mindfulness* tanto sentados como tumbados.
4. Cierra los ojos o sitúa la mirada en un punto fijo.
5. Pon tu atención en la respiración: en registrar pormenorizadamente cómo entra el aire por la nariz y cómo se hincha el tórax. Posteriormente expulsa el aire por la boca y nota cómo se deshincha tu tórax.
6. Mientras haces este ejercicio, si algún pensamiento cruza por tu mente, obsérvalo, no te vincules ni «discutas» con él, y déjalo marchar.
7. Vuelve a tu ritmo de respiración.

**MENSAJES PARA LLEVAR A CASA**

1. La práctica de meditación basada en *mindfulness* produce cambios en el sistema nervioso central.
2. Nuestros pensamientos y emociones estresantes influyen en nuestras células y telómeros. Es decir, en el ritmo de nuestro envejecimiento.
3. El programa MBSR de ocho semanas produce un engrosamiento de varias regiones del cerebro asociadas al aprendizaje, la memoria, la regulación de las emociones y la sensación de identidad.
4. La composición de la microbiota intestinal en los meditadores experimentados es diferente de la microbiota de los que no meditan.

# 8. Alimentación y salud

—Hola, Marcos, ¿sabes dónde está tu hermana…? —le pregunta Marta al hijo mayor de Roberto a la salida del colegio—. Vuestro padre me ha pedido que hoy os viniese a recoger yo. Tengo aquí un justificante firmado por él, por si les hiciera falta a vuestros profesores.

—Pero ¿papá está bien? —indaga el niño, visiblemente alarmado.

—Sí, sí, no te preocupes —disimula Marta para no inquietar más a Marcos—. Es solo que se ha tenido que ir a hacer unas pruebas médicas y se le ha hecho un poco tarde. De camino a casa pasaremos a recogerlo, si os parece bien… Mira, ahí viene Claudia. Venga, vayamos para el coche. David y Elena os están esperando en él…

A pesar de que, frente a los niños, Marta procura mostrarse afable y despreocupada, lo cierto es que, en su interior, está algo ansiosa por saber cómo estará Roberto y cuál será el diagnóstico de los médicos del hospital. Porque hoy su amigo le ha dado un buen susto…

Aprovechando que en el restaurante de Roberto están de reformas, últimamente Marta y él están quedando por las mañanas, después de dejar a los niños en el colegio, para salir a correr por el parque. Hoy Marta se encontraba especialmente en forma y ha impuesto a la carrera un ritmo muy exigente. Siempre es Roberto el que tiene que frenarse para adecuarse al trote de ella. O eso creía Marta. Porque hoy, cuando ha instado a Roberto a incrementar la marcha, el pobre se ha derrumbado...

Como siempre anda haciendo el payaso, Marta estaba convencida de que su amigo le estaba gastando una de esas bromas que tanto le divierten. Por lo que incluso se ha permitido darle unas cariñosas pataditas cuando, al verle tirado en el suelo, ha retrocedido para aproximarse a él. Pero, al comprobar que Roberto no reaccionaba, se ha asustado tanto que ha llamado al servicio de urgencias, que se ha presentado rápidamente en el parque para llevarse a Roberto al hospital, donde se han pasado la mañana haciéndole un chequeo médico.

Tras dejar el coche en el aparcamiento, Marta y los niños se internan en el ala de urgencias del hospital. Marcos, que no es nada tonto, deduce que, por el paso que está imprimiendo Marta, su padre no está allí por una mera prueba rutinaria. Sin embargo, antes de que el niño tenga tiempo de hacer averiguaciones, Roberto les sale al paso en uno de los vestíbulos.

—¡Hala! Ya nos podemos ir para casa, chicos —dice animosamente, como si allí no hubiera pasado nada—. Os invito a merendar tortitas con nata, ¿qué me decís?

—¡Sí! ¡Sí! ¡Sííííí! –exclaman Claudia, Elena y David al unísono. Marcos aún no las tiene todas consigo... Su padre se da cuenta y le obsequia con un fuerte abrazo, templando los ánimos del niño, quien parece recuperar la sonrisa. Aprovechando que los cuatro chavales salen corriendo en dirección al coche de Marta, los adultos se quedan rezagados para hablar a solas.

—Menos mal que tienes un cochazo de siete plazas —bromea Roberto para quitarle hierro al asunto—. Si no, me toca cogerme un taxi desde aquí...

—¡Déjate de tonterías y cuéntame, anda! Que menudo susto me has dado... —le contesta Marta, casi en el mismo tono que emplearía para reñir a sus hijos—. ¿Qué te han dicho los doctores...? ¿Qué tienes...? ¿Es grave?

—No te preocupes, que no es nada —dice Roberto, tratando de tranquilizarla.

—Algo ha de ser —replica ella, que no está dispuesta a ceder tan fácilmente—. Un «tiarrón» como tú no se desploma así como así y de la manera que lo has hecho esta mañana. Que parecía que te había dado algo...

—¡Ah! Así que crees que soy un «tiarrón» —bromea Roberto, dándole un cariñoso codazo a su amiga.

—¿Me vas a decir qué tienes, sí o no...? —exige Marta a punto de perder la paciencia.

—Que sí, mujer, no te pongas así... Es que me da un poco de vergüenza decírtelo —reconoce Roberto—. Me ha dicho el médico que el mareo que me ha dado esta mañana se debe a que no me alimento adecuadamente.

—¿Cómo? —exclama Marta, incrédula—. ¿Que tú no te alimentas bien? Pero ¿le has dicho a ese doctor que tú eres cocinero?

—Por eso mismo me da vergüenza reconocerlo, Marta. Ya sabes: en casa del herrero, cuchillo de palo...

—No digas tonterías, Roberto —insiste Marta—. Pero si yo misma he visto cuánto te cuidas. Que no haces más que comer frutas y hortalizas. No conozco a nadie que tenga unos hábitos alimentarios más saludables, ni que siga una dieta más equilibrada...

—¿Ves como te equivocas...? —refuta Roberto—. Pero no eres tú sola. También yo estaba equivocado. Porque no debemos confundir el consumo de ciertos alimentos saludables con llevar una dieta equilibrada. A la luz de mi analítica de hoy, el médico me ha demostrado que solo con el aporte de las frutas y hortalizas que consumo no es suficiente para considerar mi dieta como equilibrada. Y ha sido la manifiesta carencia de ciertos nutrientes en mi organismo la que me ha provocado el desfallecimiento de esta mañana. Mira, junto con el informe me ha entregado un folleto explicativo en el que lo pone clarísimo...

Podemos definir como dieta equilibrada a aquella que aporta la energía y los nutrientes necesarios, sin excesos y sin defectos, para tener un estado de salud óptimo. Como dijo Hipócrates: «Que tu alimento sea tu medicina y que tu medicina esté en tu alimento».

***La dieta equilibrada tiene que cumplir los siguientes requisitos:***

1. **Caracterizarse por un equilibrio energético**: Que el aporte de energía de los alimentos que se consumen sea, cuando menos, similar al gasto energético. Esto, por supuesto, depende tanto de la alimentación como de la actividad física total que se realice.
2. **Que posea un perfil calórico y lipídico equilibrado**: Los perfiles hacen referencia al porcentaje de calorías que apor-

tan los nutrientes a las calorías totales de la dieta. En particular, el perfil calórico se refiere al porcentaje de calorías que aportan las proteínas, las grasas y los hidratos de carbono. Además, se incluyen las calorías que aporta el alcohol (no nutriente) a las calorías totales de la dieta:

- 10-15 % de calorías procedentes de las proteínas.
- ≤35 % de las grasas.
- ≥50 % de las calorías procedentes de hidratos de carbono.

3. **Ingestas recomendadas de vitaminas y minerales:** Las vitaminas y minerales son componentes esenciales de la dieta. Su ausencia y, en menor medida, un exceso pueden provocar una enfermedad. Por lo que una dieta equilibrada debe aportar las cantidades adecuadas de acuerdo con las ingestas recomendadas. El valor debe ser 100 % o superior. Sin embargo, en la práctica, debido a las diferencias en la ingesta entre unos días y otros, suelen considerarse adecuadas cifras iguales o superiores al 90 %. Es decir, un día podemos consumir fruta que es rica en vitamina C, y al día siguiente menos cantidad de ese tipo de fruta, por lo que realmente a veces es muy difícil hacer unos consumos de vitaminas y minerales que lleguen al 100 %.
4. **Otros:**
   - La ingesta de fibra ha de ser de 25 a 35 gramos al día para los adultos.
   - La ingesta de azúcares añadidos ha de ser menor o igual al 10 % de las calorías diarias totales de la dieta.
   - Y la de ácidos grasos omega 3 de entre el 1 y el 2 % de la ingesta energética total diaria.

**5. Distribución de comidas:**

– Desayuno: 20-25 % de las calorías totales diarias.
– Media mañana: 10-15 %.
– Comida de mediodía: 30-35 %.
– Merienda: 10-15 %.
– Cena: 25-30 %.

## Consejos dietéticos

Las recomendaciones anteriores son difíciles, tanto de explicar como de llevar a la realidad. Por lo que se suele recurrir a estos consejos dietéticos:

- Consumir diariamente pan, preferentemente integral, pasta y/o arroz.
- Consumir, al menos, 5 raciones de frutas y hortalizas al día.
- Consumir legumbres de 2 a 3 veces por semana.
- Incluir en la dieta pescado, entre 3 y 4 raciones por semana.
- Moderar el consumo de alimentos con azúcares añadidos como bollería, refrescos, *snacks*, alimentos preparados, etc.
- Consumir grasa de calidad en la dieta, como el aceite de oliva virgen extra.
- Moderar el consumo de alimentos con una composición alta en sal, así como la sal que se añade a los platos o a las comidas.
- Seguir una dieta variada, incorporando alimentos de todos los grupos.
- Realizar, al menos, 150 minutos de actividad física a la semana.

- Mantener un peso saludable.
- Ingerir suficiente agua a lo largo del día. En cuanto a la ingesta total de agua, incluye el agua propiamente dicha y el agua procedente de los alimentos. A continuación, facilitamos una tabla por grupos de edad con la ingesta total de agua recomendada:
  - BEBÉS:
    - De 0 a 6 meses: La ingesta adecuada debe proceder de la leche materna.
    - Bebés de 6 a 12 meses: entre 800 y 1000 ml/día.
  - NIÑOS:
    - Entre 1 y 2 años: de 1100 a 1200 ml/día.
    - Entre 2 y 3 años: 1300 ml/día.
    - Entre 4 y 8 años: 1600 ml/día
    - Entre 9 y 13 años: 2100 ml/día (niños) y 1900 ml/día (niñas).
  - ADOLESCENTES, ADULTOS Y ANCIANOS:
    - A partir de 14 años, en términos de ingesta de agua, los adolescentes son considerados como adultos. Además, se incluye en este grupo a las personas mayores. Todos ellos deben consumir como mínimo 2000 ml/día (mujeres) y 2500 ml/día (hombres).
    - Aparte, las mujeres embarazadas deben aumentar la ingesta de agua en 300 ml/día. Y las mujeres lactantes en aproximadamente 700 ml/día.
    - En condiciones extremas de temperatura y ejercicio físico pueden llegar a necesitarse ingestas de hasta aproximadamente 8000 ml/día. Se deben tener en cuenta las necesidades de electrolitos.

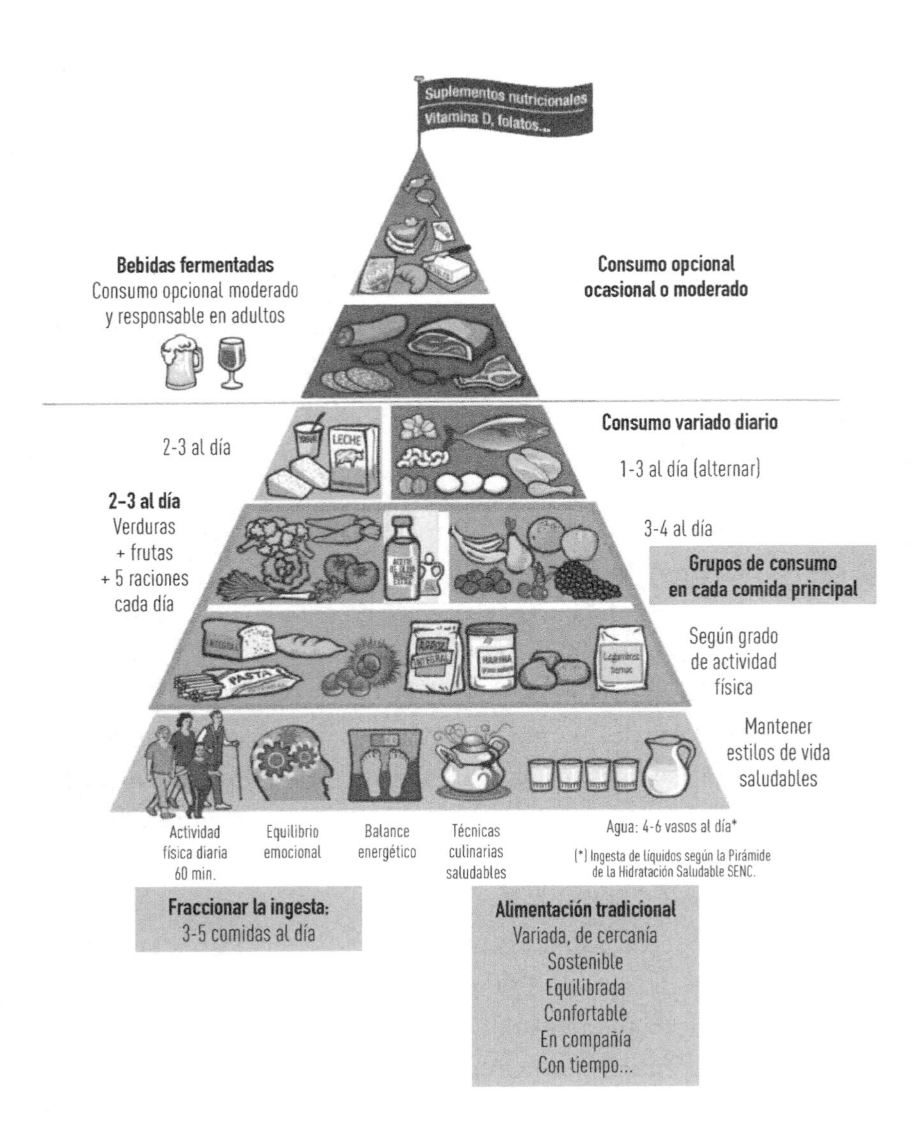


**Figura 10.** Pirámide de alimentación. Adaptada de la SENC (Sociedad Española de Nutrición Comunitaria).

En la nueva actualización de la conocida pirámide de la alimentación saludable, además de tratar los consejos antes explicados, se han incorporado algunas consideraciones nuevas que favorecen y/o complementan una alimentación saludable, como la actividad física y la hidratación. Asimismo, se señala que un adecuado estado emocional puede influir positivamente en nuestros hábitos alimentarios, así como en la compra de alimentos, su preparación y consumo.

## Errores en alimentación

Actualmente, el comportamiento alimentario está más influenciado por la información recibida de los medios de información, publicidad e internet que por la trasmisión de hábitos alimentarios que tradicionalmente solía producirse entre padres e hijos. Además, la extraordinaria disponibilidad de alimentos —sobre todo de alta densidad energética—, así como la oferta de establecimientos alimentarios de comida de baja calidad nutricional, propicia un ambiente en el que se facilita el seguimiento de dietas desequilibradas. **Entre los errores más habituales se encuentran:**

- **Desequilibrio energético**: En los últimos años, se ha producido un aumento de peso de la población que se evidencia por el aumento de las cifras de sobrepeso y obesidad. Todo parece apuntar a que la ingesta energética es superior al gasto energético. Las ingestas calóricas elevadas suelen ser consecuencia del consumo de alimentos de alto aporte energético y/o grandes raciones de alimentos, además de una vida sedentaria.

Por otro lado, situaciones de bajas ingestas debido a dietas restrictivas de diferente índole suelen tener repercusiones negativas, como problemas cardiovasculares y de obesidad. Algunas personas suelen recurrir a dietas de adelgazamiento de forma frecuente con el fin de perder algún kilo por estética, aunque en bastantes casos presentan un índice de masa corporal adecuado (18,5-24,9 kg/m$^2$).

- **Perfil calórico desequilibrado:** En la actualidad, en España, la gran mayoría de los individuos ingieren una excesiva cantidad de proteínas y grasa, mientras que su ingesta de hidratos de carbono es demasiado baja, lo que implica un perfil calórico desequilibrado. El bajo consumo de alimentos derivados de los cereales —como el pan, la pasta (macarrones, espaguetis), el arroz, etc.— y las legumbres, ricos en hidratos de carbono, y el alto consumo de carnes y derivados, precocinados y platos preparados, con una composición alta en grasa y proteínas, provocan el desequilibrio indicado, produciendo en muchos casos problemas de obesidad.
- **Perfil lipídico desequilibrado:** La dieta española presenta ingestas elevadas de grasa total y grasa saturada. La ingesta de ácidos grasos poliinsaturados y monoinsaturados por término medio es adecuada. Su definición se debe a su estructura química. Las **grasas monoinsaturadas se encuentran** en alimentos como los aguacates y los aceites vegetales. Los alimentos que contienen grasas o aceites poliinsaturados son las nueces, las semillas de calabaza, los pescados como el salmón... Dentro de este grupo encontramos el **ácido** lino-

lénico (omega 3 y el omega 6), que es esencial para el ser humano. Sin embargo, se observan desequilibrios respecto a la ingesta de los ácidos grasos omega 3 debido al bajo consumo de pescado, especialmente entre las personas más jóvenes.

- **Ingesta insuficiente de nutrientes:** En la población española actual, es muy poco frecuente encontrar deficiencias clínicas en vitaminas y minerales que puedan derivar en patologías como el escorbuto, la pelagra, el raquitismo, etc. Sin embargo, varios estudios muestran la existencia de un porcentaje de personas con ingestas inferiores a las recomendadas para diversas vitaminas y minerales (folatos, vitamina D, E, B2, B6, calcio, hierro, magnesio, zinc, selenio, etc.), lo que puede derivar en enfermedades debidas a esa carencia, como osteoporosis por pérdida de masa en los huesos si hay deficiencia de vitamina D o calcio. Si hay déficit de hierro, puede producirse anemia.
- **Ingesta insuficiente de fibra:** La ingesta de fibra en España es inferior a la aconsejada. Diversos estudios indican que la ingesta está en torno a los 15-20 g/día aproximadamente, frente al objetivo nutricional, que es de >25 g/día. Esto produce problemas de estreñimiento, bien porque disminuya la frecuencia de deposiciones al día o la consistencia de las heces.
- **Exceso de azúcares añadidos:** Otro de los desequilibrios habituales de la dieta de los españoles es la alta ingesta de azúcares sencillos (especialmente cuando proceden de alimentos industriales con azúcares añadidos), asociada al desarrollo de diabetes.

## Falsas creencias

Además de los errores nutricionales que presenta la población, la presión social, la publicidad, las redes sociales, entre otros, generan una serie de mitos urbanos y falsas creencias acerca de las bondades de ciertos alimentos y perjuicios de otros. Veamos a continuación algunos de ellos:

- **Miedo a la ingesta de colesterol:** El huevo es un alimento con alto aporte de colesterol, aunque los estudios actuales indican que la reducción del colesterol en la dieta no conduce a una disminución importante de los niveles plasmáticos de colesterol. Por otro lado, el huevo es un alimento que aporta poca energía y proteínas de buena calidad, ácidos grasos omega 3, ácidos grasos monoinsaturados y cantidades importantes de muchas vitaminas y minerales, además de ser una buena fuente de vitamina D, betacarotenos (luteína y zeaxantina) y colina. Por ello, el huevo es un alimento que se debe consumir sin miedo en el contexto de una dieta equilibrada.
- **Exceso de consumo de alimentos saludables:** Otra falsa creencia es que los alimentos considerados saludables se pueden consumir en cantidades elevadas. Cualquier alimento en exceso puede llegar a ser negativo para la salud. Un ejemplo es el aceite de oliva virgen extra, que es considerado como saludable. Algunas personas creen por ello que lo pueden consumir en grandes cantidades, lo que puede suponer una ingesta energética excesiva y desplazar a otros alimentos de la dieta cuyo aporte de nutrientes es deseable.

- **Todos los alimentos integrales son saludables:** Cuando un alimento tiene en su composición algún ingrediente saludable, como la fibra dietética, se convierte en un alimento saludable. A este respecto, se debe aclarar que los alimentos ricos en fibra que, sin embargo, poseen una composición alta en grasa y azúcares sencillos y con baja densidad de nutrientes no se consideran saludables y se deben consumir de forma ocasional. Un ejemplo de esto son productos de bollería integrales.
- **La leche de vaca no es saludable**: Existe una gran controversia sobre si es natural o no seguir tomando leche después de la lactancia. En este sentido, cabe destacar que los humanos también somos los únicos seres que viven de la agricultura y ganadería, que refrigeran los alimentos, que los cocinan, etc. Los demás animales no lo hacen, de manera que no se puede culpar solamente a los lácteos de ese comportamiento «no natural», tal y como algunas personas señalan. De hecho, en opinión de algunos expertos, los animales no siguen tomando leche porque no tienen acceso a ella.

Por otra parte, también **es frecuente escuchar que el calcio de la leche puede encontrarse en otros alimentos como las semillas de sésamo, las almendras o las espinacas. Y, aunque esto es cierto, el calcio contenido en los mismos, generalmente, es de menor biodisponibilidad que el de la leche, es decir, se absorbe peor.** Así, los lácteos en general contienen algunos componentes —como la lactosa, la vitamina D, o los péptidos bioactivos— que favorecen la absorción del calcio. Mientras que en los alimentos de origen vegetal se encuentran los oxalatos, entre otros componentes, que disminuyen la absorción de dicho mineral.

Asimismo, es importante tener presente que, para los adultos, para alcanzar las ingestas recomendadas de calcio se aconseja tomar de 2 a 3 raciones de lácteos al día, y que estos no son fácilmente sustituibles por otros alimentos. Para que te hagas una idea, si una persona decidiera, por ejemplo, cubrir sus ingestas recomendadas de calcio a base de espinacas, debería consumir todos los días un kilo de este alimento.

- **Exceso de sal:** La dieta española presenta un alto consumo de sal, aproximadamente el doble (9,8 g/día) de lo recomendado (5 g/día). Esto se asocia con el índice de masa corporal (IMC) y diversas patologías como la hipertensión arterial. Por ello, la reducción de la ingesta de sal es importante en la prevención de la obesidad y para el mantenimiento de un adecuado estado de salud en general.
- **Dietas monótonas:** Las personas que todos los días se alimentan con los mismos alimentos, y además en un número reducido, pueden presentar riesgo de bajas ingestas de algunos nutrientes, aunque esto va a depender de lo que aporten esos alimentos.

## ¿Es recomendable el ayuno?

El ayuno no es una práctica novedosa. Nuestros antepasados se veían obligados a hacerlo con frecuencia, cuando resultaba difícil conseguir comida a raíz de catástrofes naturales o en períodos de guerra. El ayuno también se practica por cuestiones religiosas desde la antigüedad. A menudo se impone cuando uno está enfermo. No obstante, hacer ayuno para mejorar la salud es más bien una práctica reciente. Pero ¿está justificada?

¿Qué ocurre cuando ayunamos? Cuando el alimento no está disponible, el organismo con carencia de azúcar reacciona extrayéndolo en primer lugar de las reservas de glucógeno (una forma de azúcar almacenada en el hígado), para después obtenerlo de las reservas de grasa, que se transforman en un carburante de emergencia para los tejidos y, sobre todo, para el cerebro.

Dicho carburante, compuesto de pequeñas moléculas ácidas (los cuerpos cetónicos), posee distintos efectos: fuerza a las células a activar sus mitocondrias y, en consecuencia, **el organismo quema con más eficacia las calorías. Favorece asimismo el crecimiento y la protección de las neuronas, con efectos muy positivos sobre el cerebro; obliga al cuerpo a hacer una limpieza a fondo y a liberarse de «todo aquello que ya no sirve para nada»**.

Existen distintos tipos de ayunos: el ayuno a días alternos, el ayuno dos días por semana, el ayuno periódico de varios días y el ayuno intermitente, concentrando la ingestión de comida en ocho horas diariamente.

En diciembre de 2019, el investigador español Rafael de Cabo publicaba una revisión sobre los beneficios del ayuno en *New England*, una revista científica con mucho prestigio en el sector médico. Los puntos más interesantes de su estudio fueron:

- Las intervenciones de ayuno intermitente mejoraban la obesidad, la resistencia a la insulina, la dislipidemia —término que se emplea para definir el aumento de la concentración plasmática de colesterol y lípidos en la sangre—, la hipertensión y la inflamación.

- En un ensayo, 16 participantes asignados a un régimen de ayuno alternado durante 22 días perdieron el 2,5 % de su peso y el 4 % de la masa grasa, con una disminución del 57 % en los niveles de insulina en ayunas.
- En otros dos ensayos con 100 mujeres con sobrepeso en cada uno de ellos, un grupo fue asignado a un régimen de ayuno intermitente, mientras que al resto de mujeres se les impuso una reducción del 25 % en la ingesta calórica diaria. Las mujeres de los dos grupos perdieron la misma cantidad de peso durante el período de seis meses. Pero las del grupo asignado al ayuno intermitente experimentaron un mayor aumento de la sensibilidad a la insulina y una mayor reducción de la circunferencia de la cintura.

## ¿Los alimentos pueden actuar sobre el humor?

La serotonina se produce en el cerebro a partir del triptófano. El triptófano es un aminoácido esencial —esto quiere decir que nuestro cuerpo lo necesita—, pero no podemos producirlo. Lo conseguimos mediante las proteínas de los alimentos. Luego, el triptófano tiene que llegar al cerebro, transformándose en serotonina gracias a dos enzimas que necesitan de determinadas vitaminas y minerales para llevar a cabo ese paso. Son los denominados cofactores.

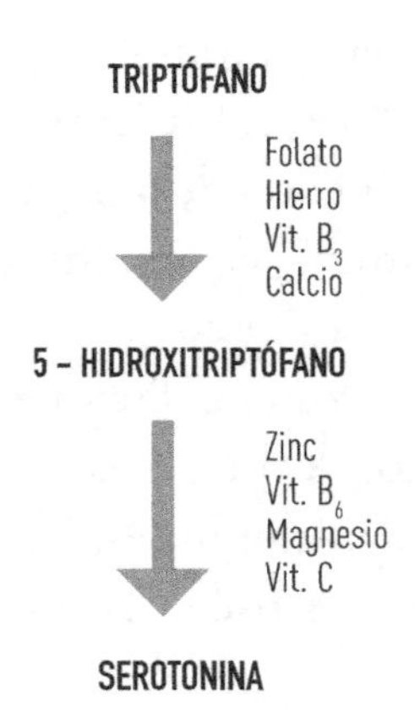


**Figura 11.** Metabolismo del triptófano.

***¿Cuáles son los alimentos que nos «ponen» felices?***

1. **Alimentos que contienen triptófano:** Arroz integral, productos lácteos, carne, soja, huevos, pescado, legumbres, chocolate negro, plátano, frutos secos y semillas.
2. **Alimentos ricos en vitamina D:** La vitamina D influye en la transformación del triptófano en serotonina, estimulando el gen responsable de la fabricación de una de las enzimas que están implicadas en la transformación del triptófano en serotonina. La vitamina D la encontramos en los huevos, pescado, leche, productos lácteos enriquecidos, así como en algunas setas.
3. **Alimentos ricos en omega 3:** En un estudio elaborado en 2015, se observó que estos ácidos grasos favorecen la acción de la serotonina, bloqueando la producción de moléculas (las prostaglandinas) que se oponen a ella. Además, estos

ácidos permiten que la serotonina atraviese con más facilidad las células neuronales, sobre las que actúa. Los pescados grasos son excelentes fuentes de omega 3 (por ejemplo la caballa, la anchoa, la sardina, el arenque, el bacalao, el atún, la trucha, el salmón y los mariscos).

4. **Alimentos que sirven como cofactores:**
   - vitamina B9 (folato): lechuga, papaya, naranja, aguacate, remolacha, guindilla, legumbres, frutos secos y verduras;
   - hierro: carnes rojas, marisco, frutos secos, espinacas, cacao, semillas;
   - vitamina B3 (niacina): carnes magras, aves de corral, pescados grasos, productos lácteos, huevos, legumbres, frutos secos;
   - calcio: productos lácteos, huevos, pescados grasos (sardina, trucha), legumbres, col, brócoli, judías verdes, cebolla, frutos secos;
   - zinc: carnes rojas, aves de corral, salmón, ostras, productos lácteos, cacao, semillas, frutos secos;
   - vitamina B6: pipas de girasol, pistachos, pescados, carnes magras, plátano, aguacate, espinacas;
   - magnesio: verduras, frutas, frutos secos, cacao, legumbres, cereales integrales;
   - vitamina C: naranja, pimiento rojo y verde, brócoli, coles de Bruselas, kiwi, guayaba, papaya.

5. **Nutrientes fitoterápicos** (que mejoran nuestra salud digestiva):
   - L-glutamina: Se trata de un aminoácido no esencial. Y, sin embargo, es el más abundante en nuestro cuerpo, y el

que más se utiliza cuando estamos sometidos a situaciones de estrés, traumatismos severos, infecciones, quemaduras y cáncer. Además, ayuda a mejorar las uniones entre las células intestinales y, por tanto, disminuye la permeabilidad intestinal. Alimentos ricos en L-glutamina son: pollo, pavo, magro de cerdo, carne cruda, espinacas, perejil y col cruda.

- L-arginina: Es otro aminoácido que potencia la actividad de los glóbulos blancos, por lo que mejora el sistema inmunitario. Alimentos que lo poseen: carne roja, pollo, cordero, hígado, ternera, marisco, ajo, cebolla, col, espárragos, pepino, almendras crudas, nueces y melocotón.
- El agar-agar: Es una gelatina vegetal de origen marino. Se obtiene de varios tipos de algas. Se emplea en cocina como laxante, como espesante para determinados postres, mayonesas, salsas; y como gelificante en mermeladas, zumos, tartas. Podemos encontrar agar-agar en copos, polvo o barritas.
- Boniato: Es una planta de la familia de las *Convolvulaceae*, cultivada en gran parte del mundo por su raíz comestible. Esta raíz contiene almidón, vitaminas, fibras, minerales. Posee gran cantidad de fibra digerible, que acelera el tránsito intestinal, previene el cáncer de colon, controla el nivel de glucosa, reduce el nivel de colesterol y produce sensación de saciedad.
- Chucrut: Se prepara haciendo fermentar las hojas del repollo o col blanca en agua con sal. La misión de la sal es deshidratar la verdura. Además de tener un aporte importante de vitamina C, hemos de añadir que contiene calcio,

hierro, fósforo, vitamina B1, B12, magnesio y vitamina A. Gracias a su fermentación, contiene mucho ácido láctico, que es un elemento importante para las bacterias del sistema digestivo.

- Hinojo: Es una planta muy extendida por las zonas templadas de todo el mundo. Se recomienda para el tratamiento de dispepsias, flatulencias y sensación de saciedad, así como para el catarro de vías respiratorias superiores. En diversos estudios se ha demostrado que tiene efectos insecticidas, antifúngicos y digestivos.
- Jengibre: Es una planta cuyo tallo es muy apreciado por su aroma y su sabor picante. Es muy útil en las dispepsias y náuseas. También es un estimulante del sistema nervioso central y autónomo.
- La leche de cabra: Aporta calcio, vitamina D, vitamina B2 y A. La grasa de la leche de cabra es más digerible que la de vaca, debido a que sus gotitas de grasa son más pequeñas y más fácilmente atacables por los jugos digestivos.
- Polifenoles, perfectos antioxidantes naturales presentes en:
  - frutas como las uvas, las fresas, las frambuesas, la granada y los arándanos;
  - verduras como la remolacha y la berenjena;
  - hortalizas como el tomate, la cebolla, los ajos y los pimientos;
  - legumbres como las lentejas, las judías, los guisantes y la soja;
  - el trigo y otros cereales integrales;
  - frutos secos y semillas.

- Kéfir: Es un producto lácteo fermentado probiótico, originario del Cáucaso. Combina bacterias probióticas, levaduras, lípidos y proteínas. El consumo regular de kéfir mejora ciertas enfermedades gastrointestinales, regula el tránsito intestinal, reduce las flatulencias y fomenta un sistema digestivo saludable. Estimula y regula el sistema inmune y ayuda en procesos como el síndrome de fatiga crónica, el herpes...
- Quinoa: Es un pseudocereal. La quinoa posee los ocho aminoácidos esenciales para el ser humano, lo que la convierte en un alimento muy completo. Tradicionalmente los granos de quinoa se tuestan y con ellos se produce harina. Cuando se cuecen tienen un sabor parecido al de la nuez. La quinoa es considerada ancestralmente como una planta medicinal. Posee grandes cantidades de magnesio, que ayuda a relajar los vasos sanguíneos, y un saludable equilibrio entre proteínas, grasas y carbohidratos, fundamentalmente almidón. Entre los almidones presentes en sus proteínas destaca la lisina, importante para el desarrollo del cerebro, la arginina y la histidina. Es rica en metionina y cistina, en minerales como el hierro, el calcio y el fósforo, mientras que es pobre en grasas. La quinoa también contiene saponina, una capa incomestible que protege al grano del ataque de parásitos y que se elimina simplemente lavándola, por eso es recomendable lavarla en abundante agua antes de cocinarla. Es apta para el consumo por parte de personas celíacas, al no contener gluten.
- Sésamo: Posee una gran cantidad de proteínas, además de ser rico en metionina, un aminoácido esencial. Las grasas

que contiene son buenas, lo que junto con su contenido de lecitina y fitoesteroles lo convierte en un buen alimento para reducir el colesterol sanguíneo.

- Tempeh: Es un alimento procedente de la fermentación de la soja, originario de Indonesia. Se produce a partir de la soja amarilla parcialmente cocinada, a la que posteriormente se le añade un hongo que la hace fermentar. Contiene un 19,5 % de proteínas de muy alta calidad. No tiene colesterol y es muy rico en vitaminas del grupo B. Al ser un fermentado, contiene enzimas beneficiosas para la digestión. Esta fermentación produce agentes antibacterianos que actúan como antibióticos y nos ayudan a reforzar nuestro sistema inmunitario.
- Tofu: Sus ingredientes son semillas de soja, agua y coagulante. Se prepara mediante la coagulación de la leche de soja y su prensado posterior, para separar la parte líquida de la sólida, de modo similar a como se prepara el queso a partir de la leche. Posee los diez aminoácidos y no tiene colesterol.
- Fermentados vegetales: Tienen un gran efecto probiótico. Al ser fermentados, son ricos en ácido láctico, que es un elemento muy importante para favorecer el equilibrio de las bacterias del tubo digestivo. Asimismo, su riqueza en enzimas digestivas favorece las digestiones y, por tanto, la absorción de nutrientes. Para hacer fermentados caseros, se emplean verduras como la zanahoria, la col, el pepino, el brócoli, las cebollas, los rabanitos, las berenjenas… y se ponen en un frasco de cristal. Se cubren las verduras con salmuera, preparada con una cucharada sopera de sal

marina por cada medio litro de agua, con algo de peso encima para aplastar la mezcla dentro de la salmuera. Se meten en el frigorífico durante tres o cuatro días. Pasado ese tiempo, se colocan en botes con salmuera y se cierran herméticamente. Después de una semana, ya se pueden consumir, lavándolas previamente en caso de que estén muy saladas.

## Dietas especiales

**Una dieta baja en FODMAP se utiliza en personas con intolerancia a la fructosa y, en ocasiones, en pacientes con síndrome de intestino irritable (SII).** FODMAP es el acrónimo de carbohidratos fermentables de cadena corta, como lactosa, fructosa, fructanos, galactanos y polialcoholes (sorbitol, manitol, maltitol, xilitol e isomalt). Estos carbohidratos pequeños se absorben mal en el intestino delgado por un mecanismo de transporte lento o una actividad enzimática ineficaz o reducida, y son fermentados rápidamente por la microbiota colónica. Uno de los mecanismos por los cuales los FODMAP exacerban los síntomas gastrointestinales en el SII es el aumento de agua en el intestino delgado, que produce dolor abdominal e hinchazón.

A pesar de los efectos beneficiosos demostrados, la dieta baja en FODMAP ha generado preocupaciones, ya que puede conducir a una modulación no deseada de la microbiota intestinal, que exacerbaría el desequilibrio de la microbiota que ya padecen los pacientes con SII.

En un ensayo clínico realizado por el Dr. Staudacher en 2012, se comparó la microbiota de los pacientes con SII sometidos a una intervención dietética (dieta baja en FODMAP) de cuatro semanas con la de un paciente con SII con una dieta habitual. Los autores demostraron una reducción en la concentración y la proporción de bifidobacterias después de la restricción de carbohidratos. Por ello, estas dietas deben ser prescritas bajo supervisión de un especialista y nunca más allá de dos meses.

Para los pacientes con enfermedad celíaca (EC), una dieta libre de gluten (DSG) es la única terapia disponible. Esto implica la exclusión en la dieta de trigo, centeno, cebada e híbridos como kamut y triticale, pues todos ellos contienen gluten. En la mayoría de los pacientes sometidos a DSG, se aprecia una mejora en las manifestaciones clínicas, lesiones cutáneas y valores sanguíneos, así como una disminución del riesgo de desarrollar complicaciones clínicas asociadas con la EC.

Los estudios preliminares informaron que, en pacientes con EC, después de dos años de DSG el desequilibrio de la microbiota de la mucosa duodenal no se restableció por completo, con un empeoramiento en la reducción de la riqueza bacteriana. De hecho, aunque la abundancia relativa de algunas bacterias potencialmente patógenas —como *Escherichia coli* y *Staphylococcus*— disminuyó después de la dieta, los niveles de especies beneficiosas —como *Bifidobacterium* y *Lactobacillus*— permanecieron bajos.

La observación más consistente en estos estudios es la incapacidad de la DSG para restaurar la disbiosis de la microbiota intestinal del paciente con EC en relación con la cantidad de

*Lactobacillus* y *Bifidobacterium*, y, en algunos casos, para empeorar la reducción general de la diversidad de la microbiota. La razón aún no está clara; sin embargo, una hipótesis es que, dado que el gluten ejerce una acción prebiótica, su exclusión en la DSG provoca cambios en la composición de la microbiota intestinal también en ausencia de enfermedad. Por esta razón, la suplementación con prebióticos o probióticos es actualmente un área de creciente interés para mejorar el manejo clínico de los pacientes con EC con DSG.

La dieta cetogénica (DC), baja en carbohidratos y alta en grasas, es un tratamiento eficaz para los pacientes epilépticos que no responden a los medicamentos anticonvulsivos. También se muestra útil en pacientes con trastornos del espectro autista (TEA), la enfermedad de Alzheimer, el síndrome de deficiencia del transportador de glucosa 1 (GLUT1-DS) o la esclerosis múltiple (EM); e incluso en casos de síndrome metabólico y cáncer.

Sin embargo, los autores describieron una disminución de la diversidad microbiana inducida por DC. Este es el resultado de la reducción de la ingesta de carbohidratos, que conduce a una disminución en muchas bacterias de la microbiota intestinal que producen energía a partir de esos hidratos de carbono. Además, la DC pareció reducir los niveles de glucosa en sangre y el peso corporal, al tiempo que aumentaba los niveles de cetonas en sangre. Estos efectos se correlacionaron con el aumento de bacterias beneficiosas —como *Akkermansia muciniphila* y *Lactobacillus*—, productoras de ácidos grasos de cadena corta, y con la reducción de microorganismos proinflamatorios como *Desulfovibrio* y *Turicibacte*.

Un estudio en niños con epilepsia refractaria dirigido por el Dr. Zhang en 2018, después de una semana de DC, mostró una reducción en la riqueza de la microbiota intestinal, revelando también un incremento en *Bacteroidetes* y una disminución en *Proteobacteria* después de DC. A nivel de género, *Bacteroides, Bifidobacterium* y *Prevotella* aumentaron después de DC, mientras que *Cronobacter* disminuyó. Los autores concluyeron que la DC podría aliviar la frecuencia de las convulsiones en los bebés con epilepsia refractaria y alterar rápidamente la microbiota intestinal.

## Alimentación consciente o *mindful eating*

La atención plena aplicada en la alimentación implica a todas las partes de nuestro ser (cuerpo, corazón y mente) a la hora de elegir y preparar alimentos. Incluye todos nuestros sentidos. Nos sumerge en los colores, las texturas, los aromas, los sabores, el sonido o, incluso, el tacto. Es todo un acto de conexión y, por lo tanto, de satisfacción.

En este sentido, se pueden diferenciar varios tipos:

- **Hambre celular o física:** Relativa a los nutrientes, sales minerales y azúcares en sangre. En definitiva, hambre de ENERGÍA. Toma de conciencia de lo que el cuerpo necesita frente a lo que la mente demanda. De las sensaciones físicas en el cuerpo, de los pensamientos y de las emociones.

| HAMBRE FÍSICA | HAMBRE EMOCIONAL |
|---|---|
| Aparece poco a poco | Aparece de repente |
| Cualquier comida vale | Necesidad de antojo |
| No es necesario satisfacer de inmediato | Hay que satifacerla YA! |
| Dejas de comer cuando estás confortablemente nutrido y lleno | Continuas comiendo pese a estar nutrido |
| Te encuentras mejor cuando terminas | Te encuentras peor cuando terminas |

**Tabla 1.** Diferencias entre hambre física y emocional.

- **Volumen de estómago:** El estómago es volumen, no sabor. El estómago puede retener unos 45 ml en reposo y unos 900 ml cómodamente lleno. Si no tenemos hambre (hambre celular) y estamos cómodamente llenos (volumen de estómago), surgirá la satisfacción, que es el antídoto del hambre emocional.
- **Hambre de corazón:** Está basada en emociones, memorias, momentos de celebración, sentimientos de soledad o conexión. La comida no es tan importante como el estado anímico y la emoción que despierta.

| **1. ¿Qué emociones son las que me llevan a comer?** Tristeza, enfado, aburrimiento, pereza, ansiedad, soledad, cansancio, frustración, alegría, vacío | **3. ¿Cuál es la emoción opuesta?** Alegría, felicidad, calma, conexión, entretenimiento/ distracción, compañía/conexión, descanso/energía, aceptación/ satisfacción, tristeza, plenitud |
|---|---|
| **2. ¿Qué alimentos suelo comer?** Chocolate, dulces, patatas fritas con boquerones, frutos secos, gominolas, galletas, fiambre/ queso tupper humus | **4. ¿Qué otras actividades puedo cultivar para tener a mano?** Pasear al aire libre, bailar, pintar, leer, escuchar música, quedar con alguien, meditar, escribir, yoga, pilates, estar con los pequeños, deporte, peli, cine, teatro, cañas, dormir, mascotas, aprender algo nuevo, manualidades, novelas, hablar con seres queridos, huerto, jardinería, fotografía, introspección, escalar, ir al monte, atardecer, amanecer, pertenencia, sexo |

**Tabla 2.** Hambre de corazón/emocional.

## CONSEJOS PRÁCTICOS

**Alimentarse para envejecer con salud**

| REFORZAR | EVITAR |
|---|---|
| Alimentación variada | Carnes rojas en gran cantidad |
| Frutas y verduras | Bebidas azucaradas |
| Té verde | Golosinas |
| Grasas buenas (omega 3). Grasas poliinsaturadas | Grasas «trans» |
| Cereales integrales | Cereales refinados |
| Legumbres | Carnes procesadas |
| Frutos secos y semillas | Dulces |
| Hierbas aromáticas y especias | Añadir sal |
| Productos frescos | Alimentos procesados |
| Prebióticos | Frituras |
| Raciones razonables | Raciones excesivas |
| Comer en buena compañía | Comer solo o haciendo otras cosas |
| Comer sin llegar a saciarse | Comer todo sin tener hambre |
| Comer despacio | Comer rápido |
| Colorido en plato | Falta de variedad |
| Vino tinto con moderación | El exceso de alcohol |

**MENSAJES PARA LLEVAR A CASA**

1. Una dieta equilibrada es aquella que aporta la energía y los nutrientes necesarios, sin excesos y sin defectos, para tener un estado de salud óptimo.
2. El ayuno contribuye con una serie de beneficios, pero se recomienda que sea supervisado por un profesional sanitario.
3. Gracias al triptófano, procedente de la alimentación, nuestro organismo genera serotonina, que influye en nuestro estado de bienestar.
4. Existen unas recomendaciones generales sobre alimentación para la población, aunque, en ciertas etapas de la vida, se deben realizar una serie de cambios.
5. Hay ciertas dietas especiales —FODMAP, sin gluten y cetogénica— que producen alteraciones en la microbiota intestinal.
6. La alimentación consciente o *mindful eating* nos ayuda a equilibrar la relación cuerpo-mente, tan importante en nuestra salud.

# 9.
# El poder de las relaciones con la salud

75 años y 724 personas. Durante tres cuartos de siglo, Robert Waldinger, director del Laboratorio sobre el Desarrollo Adulto de la Facultad de Medicina de Harvard, ha estado estudiando las vidas de 724 personas. En 2015 concluyó un informe en el que, año tras año, ha estado analizando los factores que configuran la felicidad de las personas. Y los datos obtenidos le han llevado a confirmar que una vida dichosa descansa fundamentalmente sobre un pilar: el de las relaciones positivas que mantenemos con los demás.

Es más: la calidad de las relaciones interpersonales no solo contribuye a que disfrutemos de una vida más feliz; según refleja el estudio del Dr. Waldinger, también nos mantiene en mejor estado de salud física y cognitiva. De hecho, entre los participantes, los investigadores observaron que los que se declararon satisfechos con sus relaciones alrededor de la cincuentena eran los mismos que resultaban estar más sanos a la edad de los ochenta años.

Mientras lee la intrahistoria de este fascinante estudio en un artículo, Marta no deja de asentir con la cabeza. De mil amores se habría prestado voluntaria para participar en la investigación. Sin embargo, no habría necesitado esperar setenta y cinco años para llegar a las mismas conclusiones que el Dr. Waldinger. A ella le ha bastado menos de una década para comprobar en sus propias carnes el enorme poder que ejercen las relaciones personales sobre la salud. Tanto que, en ocasiones, cuando se para a pensarlo, experimenta una verdadera sensación de vértigo...

No le importa reconocer que su vida comenzó a cambiar a raíz de conocer a Roberto. Hasta ese momento, ella tenía una idea muy diferente de la vida y de las relaciones sociales. Ahora que es capaz de analizar su vida con perspectiva, se da cuenta de que, a raíz de la ruptura de su matrimonio con Alfonso, se había vuelto una persona más desconfiada, huraña y distante. Al principio, optó por refugiarse en su trabajo y en sus hijos. Pero era muy consciente de que se encontraba muy aislada. Y de que su soledad no era del todo elegida.

Gracias a la ayuda de Esther, su terapeuta, Marta comprendió que su tendencia a enfermar e, incluso, a deprimirse fácilmente era, en realidad, fruto de esa soledad. Fue esta psicóloga quien le hizo ver que las personas aisladas —que no lo están por propia elección— son menos dichosas y tienen peor salud. También fue Esther quien la advirtió de que la soledad no solo era la fuente y la consecuencia de sus enfermedades y estados depresivos, sino que, además, podría reducir drásticamente su esperanza de vida.

Buena parte de la terapia con Esther estuvo orientada a que Marta alcanzase a comprender que cultivar buenas relaciones interpersonales no era algo que pudiera conseguirse de la noche a la mañana. Por el contrario, se revelaba como un proceso de toda una vida e implicaba realizar los gestos necesarios para conseguirlo. Marta entendía perfectamente el mensaje de su terapeuta. Pero solo a nivel teórico. No fue hasta que conoció a Roberto que fue capaz de vislumbrar a qué se refería concretamente Esther cuando le hablaba de la implicación que requería entablar relaciones personales verdaderamente auténticas y nutritivas. «Ese dar sin esperar. Ese recibir y recordar», que diría el empresario y escritor Cipri Quintas...

Y el mejor ejemplo de ello lo tiene precisamente en aquella noche en la que Roberto y ella, de forma totalmente fortuita, fueron a conocerse, porque ambos celebraban su trigésimo cumpleaños en el mismo bar del centro. Ninguno de los dos había reservado el espacio de forma exclusiva. Sin embargo, era tal la diferencia entre el grupo de amistades del uno y de la otra que, mientras que el escaso grupo de amigos de Marta se apiñaba en un rincón, al fondo de la barra, los que homenajeaban a Roberto ocupaban prácticamente la totalidad de la tasca. Y Marta no tardó en averiguar a qué rasgo del carácter de Roberto se debía aquella discrepancia...

De forma completamente espontánea y altruista, el que años más tarde también se convertiría en su mejor amigo, salió fuera del bar en un momento en que Marta se encontraba fumando un cigarro en la calle, para ofrecerle amablemente que se unieran a ellos. A ella le pareció una locura. Y, aunque costaba mucho negarle una oferta tan generosa a alguien con una sonrisa tan cálida como la de Roberto, a Marta, en aquel momento, la propuesta le pareció tan improcedente que terminó por declinarla, no sin antes agradecérsela de corazón.

En el fondo, Marta era consciente de que Alfonso y sus amigos no verían con buenos ojos aquella situación. Y eso fue lo que la llevó a no aceptar el ofrecimiento de Roberto. No era solo que los amigos de ella no fuesen «tan divertidos» como los de él. Había algo más... Algo que tenía que ver con la calidad del vínculo que los unía, con la reciprocidad del cariño que en unos y en otros adquiría un contraste casi indecoroso. De hecho, no transcurriría mucho tiempo antes de que el grupo de amigos de Marta abandonase el lugar de la celebración, seguidos con cierto pesar por la atenta mirada de Roberto.

En apenas unos días se cumplirán diez años de aquella noche. Y aunque la mayoría de los amigos de Diana —la mujer de Roberto— no han vuelto a dar señales de vida desde que esta falleció, y una gran parte de los amigos de él han optado por un discreto repliegue, Marta está convencida de que en los corazones de todas esas personas aún arde el rescoldo de aquella buena amistad.

De modo que, con la complicidad de Marcos y Claudia —los hijos de Roberto—, Marta ha conseguido contactar —a través de WhatsApp y por correo electrónico— con la mayoría de ellos. Está dispuesta a que la fiesta del cuarenta cumpleaños de Roberto sea inolvidable. Y, a juzgar por las respuestas recibidas, a Marta no le cabe ninguna duda de que la sorpresa va a superar todas sus expectativas. Y, aunque tampoco duda de que ella misma disfrutará muchísimo de ese evento, para Marta, el mero hecho de haber sido testigo de una respuesta tan entusiasta y amorosa por parte de los invitados a la fiesta ya es motivo de felicidad.

Cuando finalmente llega el día de la celebración, todo sale a pedir de boca: los amigos de siempre vuelven a reunirse en el bar de toda la vida; lo pasan en grande y se ríen como nunca recordando viejos tiempos. Han pasado diez años. Y a pesar de que parece que hubiese sido ayer mismo, a lo largo de la noche, tanto Roberto como Marta sienten como si hubiera transcurrido una eternidad desde la noche de su treinta cumpleaños. En un momento de exaltación de la amistad, ambos se funden en un largo y sentido abrazo. Y una de las cosas que se dicen al oído es que, a pesar de los pesares, dan por bueno todo lo vivido si es el peaje necesario que ambos tenían que pagar para que sus vidas confluyeran en un momento tan mágico como este.

Roberto no deja de agradecerle a Marta todos los preparativos para esta fiesta tan especial. Y Marta no para de darle gracias a la vida por experimentar más felicidad en una sola noche de que la que jamás se había imaginado que podría llegar a sentir en toda su existencia.

Bastaría con echar un vistazo a la foto que el dueño del bar toma del grupo de amigos para adivinar con total probabilidad, escudriñando los rostros de sus integrantes, que esas personas tan especiales están destinadas a vivir y a compartir más momentos como este, durante muchos años. Y esto no es cosa de magia...

Supersticiones aparte, en un estudio de 1952 llevado a cabo por expertos de la Universidad de Michigan, los investigadores analizaron las fotografías de los cromos de 230 jugadores de béisbol, de quienes también conocían otros datos como su fecha de nacimiento, peso, estado civil, etc. Los investigadores evaluaron a los jugadores según su sonrisa en la fotografía y los dividieron en: ninguna sonrisa en absoluto, sonrisa parcial o forzada y sonrisa auténtica.

A continuación —y con base en ese mismo criterio de la sonrisa— se observó y calculó la esperanza de vida de los jugadores correspondientes a cada categoría. Los que no sonreían vivieron una media de 72,9 años. Los que exhibían una sonrisa forzada vivieron un promedio de 75 años. Y los que mostraban una sonrisa auténtica habían vivido hasta la edad de 79,9 años. En definitiva, como decía Voltaire: «La sonrisa derrite el hielo, instala la confianza y cura las heridas, es la clave de las relaciones humanas sinceras».

Keith Ferrazzi, uno de los mayores expertos en el desarrollo de las relaciones personales y profesionales, nos proporciona en su libro *Nunca comas solo* claves para mejorar nuestras relaciones, como expresar siempre nuestro agradecimiento o cambiar lo que se tenga por algo mejor. Y, en esa misma línea, mi gran amigo Cipri Quintas explica en su obra, *El libro del Networking: las 15 claves para relacionarte con éxito*, otra serie de recomendaciones, de las que yo me quedo especialmente con dos: «**Dedicar más tiempo a escuchar que hablar y rodearte de buena gente**».

## ¿Cómo afectan las relaciones sociales a nuestra microbiota intestinal?

Cada vez son más los investigadores que afirman que los microbios que residen en el sistema gastrointestinal pueden influir en la fisiología y el comportamiento del cerebro. Como ya hemos tratado en otro capítulo, las investigaciones han demostrado que la microbiota gastrointestinal puede enviar una señal al cerebro a través de una serie de sustancias y mediante la estimulación del nervio vago, conocido como eje intestino-cerebro.

En diversos estudios, entre los que destaca el del Dr. Matthew en 2019, se ha comprobado que si, en un laboratorio, a los ratones se les suprime su microbiota intestinal, esto provoca una serie de alteraciones en procesos fisiológicos —como la producción de sustancias— que están implicados en la formación y desarrollo de las neuronas. Como resultado de estas alteraciones neuronales, se desarrollan problemas neurológicos que afectan al comportamiento de los roedores a nivel social. Pautas que difieren de forma sustancial de las que se dan en ratones colonizados con microbiota intestinal.

Por el contrario, la suplementación de animales con ciertas bacterias vivas beneficiosas (por ejemplo, *Bifidobacterium* y *Lactobacillus*) puede conducir a notables mejoras en el comportamiento social, tanto a lo largo de la vida temprana como en la etapa adulta. En conjunto, estos resultados sugieren que la microbiota y las sustancias liberadas por estos microbios son importantes para el desarrollo neurológico saludable y la programación de los comportamientos sociales en el cerebro.

**«Si quiere vivir más, no se aísle, rodéese de gente a la que quiere y con la que pueda compartir ciertos momentos de su vida»**. Cada vez son más los médicos que dan este tipo de consejo a sus pacientes, ya que a la sociabilización se le comienza a atribuir el poder de hacernos vivir más y mejor. También se intuye que podría funcionar como un escudo protector contra muchas de las tan temidas enfermedades neurodegenerativas, como el alzhéimer y otros tipos de demencia. Pero estos no son los únicos beneficios de una vida social activa.

Según un estudio publicado en *Science Advances* en 2016, entablar lazos con los demás podría estar vinculado a una microbiota sana, rica y diversificada. Al menos esto es lo que se ha observado en chimpancés, facilitándoles así una existencia más larga y saludable.

Durante un proyecto de investigación llevado a cabo con primates a lo largo de ocho años en el Parque Nacional Gombe de Tanzania, un grupo de científicos constataron que cuanto más sociables eran estos animales, mayor era su diversidad microbiana. Lo cual, a su vez, los protegía de contraer diversas enfermedades.

Desde el año 2000 hasta el 2008 se llevaron a cabo distintas investigaciones en torno a una misma comunidad de 40 chimpancés salvajes, compuesta por todo tipo de individuos, desde crías hasta ancianos. El calendario social de estos primates depende de las estaciones: durante la estación seca, tienden a pasar la mayor parte del tiempo solos. Sin embargo, cuando comienza la estación lluviosa, prefieren unirse para salir en manada a buscar alimentos.

Los investigadores se dedicaron a observar su comportamiento durante cada estación y tomaron muestras fecales para secuenciar los genes de las bacterias. De ese modo determinaron la composición de los microorganismos que albergaban los animales. Constataron que, cuando los animales pasaban más tiempo juntos, albergaban entre un 20 y un 25 % más de especies bacterianas que durante la estación seca. Asimismo, la composición microbiana manifestó ser similar entre los individuos del grupo. Los investigadores creen que esta diversidad estaría relacionada con la protección contra los patógenos de la que carecen los individuos con una comunidad microbiana empobrecida.

Por otra parte, estos científicos se propusieron averiguar si esos cambios temporales en la microbiota eran algo que también heredaban las siguientes generaciones. Y sus hallazgos confirmaron esta teoría. También compararon la herencia microbiana de padres a crías con los traspasos a través de interacciones sociales con primates sin relación familiar. Y descubrieron que la transmisión de las colonias bacterianas se efectuaba, esencialmente, a través de la sociabilización.

Las bacterias intestinales pasan probablemente de chimpancé a chimpancé mientras estos se acicalan, se reproducen o mantienen cualquier otro contacto físico. Incluso cuando pisan de forma involuntaria heces de algún otro chimpancé. En opinión de los científicos, desde un punto de vista evolutivo, esto podría ser beneficioso a la hora de mantener la salud del microbioma en el tiempo.

El artículo que publicó en 2019 el Dr. Sherwin en la revista *Science* así lo demuestra. En su estudio, Sherwin efectuó una revisión de la relación entre el comportamiento social y nuestra microbiota intestinal. La sociabilidad comprende una compleja gama de comportamientos interactivos. A través del reino animal, el nivel de sociabilidad y la apertura a otras exhibiciones de animales es variable. Algunas especies son muy sociales (por ejemplo, primates, termitas y abejas melíferas) y viven en comunidades cooperativas. Mientras que otras se caracterizan por una existencia esencialmente solitaria (como es el caso de los osos).

En consecuencia, aunque los estudios sobre animales libres de gérmenes y tratados con antibióticos nos han permitido comprender de qué manera la microbiota puede influir en comportamientos sociales, son quizás demasiado reduccionistas. Se impone, pues, tener en cuenta otros factores como la genética y la dieta, ya que pueden influir en los comportamientos a través de la regulación eje intestino-cerebro.

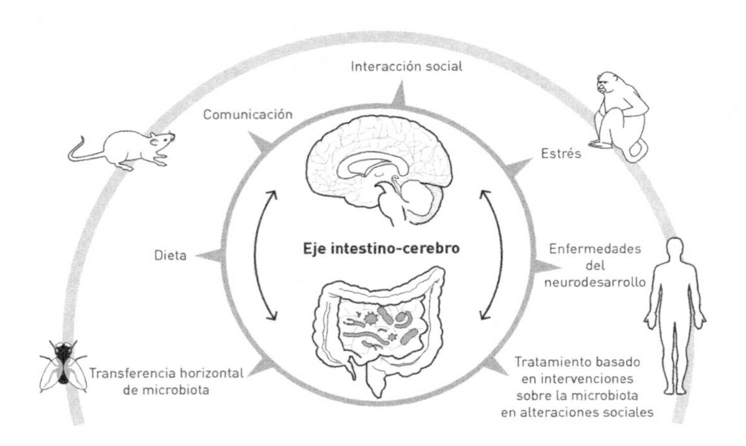


**Figura 12.**[1] Relación entre microbiota y alteraciones sociales.

Algunas especies de animales han evolucionado hasta el punto de utilizar bacterias de su organismo para comunicarse con miembros de su misma especie. Tal es el caso de las hienas, que producen una pasta olorosa en sus glándulas sudoríparas. Gracias a las bacterias que medran en ella, esta pasta produce un olor específico que facilita la cohesión social entre ellas.

La comprensión de los factores que afectan tanto al desarrollo como a la programación de los comportamientos sociales en todo el reino animal es fundamental. No solo para entender la evolución de la fisiología del cerebro y el comportamiento,

1. La relación entre el eje microbiota-intestino-cerebro y el comportamiento social. La vía bidireccional entre la microbiota intestinal y el sistema nervioso central influye en varios aspectos del comportamiento social en todo el reino animal: comunicación, interacción, estrés. La relación entre la microbiota intestinal y el comportamiento social puede ayudar a explicar los déficits sociales observados en humanos, como los trastornos del espectro autista, esquizofrenia y fobias, y podría conducir al desarrollo de nuevas terapias para tales condiciones.

sino también para proporcionar una mayor comprensión de los trastornos del cerebro social en los seres humanos, como el autismo, la esquizofrenia o ciertas fobias.

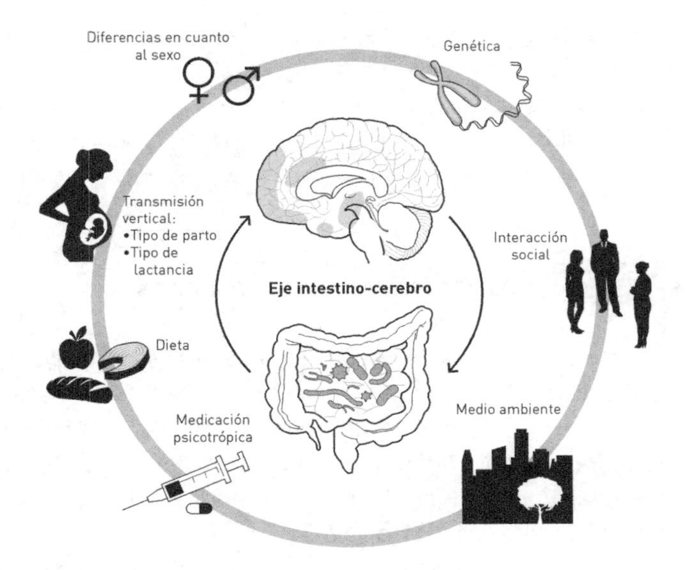


**Figura 13.**[2] Eje microbiota-intestino-cerebro social.

2. El cerebro social está influido por múltiples factores biológicos y ambientales. El comportamiento social se rige por diversas regiones cerebrales interconectadas, como el hipotálamo, la amígdala, la corteza cingulada o la corteza prefrontal —que, a su vez, están influenciadas por diferentes factores extrínsecos e intrínsecos como el sexo, la genética y los mecanismos epigenéticos o el medio ambiente—.

Cada uno de estos factores puede influir directamente en el comportamiento social. Sin embargo, también pueden actuar en combinación con otros para moldear tales comportamientos. Por ejemplo, la genética del huésped puede influir en la composición de su microbiota intestinal. Además, los factores extrínsecos como la dieta, ciertos tipos de medicamentos o el medio ambiente también pueden afectar a la composición de la microbiota e indirectamente modificar el comportamiento.

### CONSEJOS PRÁCTICOS

- Dedica tiempo a las relaciones positivas, como familia, amigos o conocidos.
- Apártate de las personas que te aporten inconvenientes o sean «tóxicas».
- Sé altruista. Da sin esperar nada a cambio.
- Siempre que puedas, manifiesta tu felicidad a través de una sonrisa, una palabra amable o un gesto.

### MENSAJES PARA LLEVAR A CASA

1. Varios estudios relacionan la microbiota intestinal con el comportamiento social.
2. La suplementación en animales con ciertas bacterias vivas beneficiosas (por ejemplo, *Bifidobacterium* y *Lactobacillus*) puede conducir a notables mejoras en el comportamiento social tanto en la vida temprana como en la etapa adulta.
3. La comprensión de los factores que afectan al desarrollo y la programación de los comportamientos sociales en todo el reino animal también proporciona una mayor comprensión de trastornos del cerebro social en los seres humanos.
4. La hipótesis de que se pueden mejorar los síntomas de comportamiento asociados a ciertos trastornos del desarrollo neurológico manipulando la microbiota a través de la dieta o de probióticos es una ventana abierta al tratamiento de dichas enfermedades.

# 10. Emociones y salud

«Querida, queridísima Marta —a pesar del escandaloso jolgorio de fondo, la voz de Roberto suena nítida. Algo «achispada», pero suave y clara, como siempre—. Te envío esta nota de voz no porque me haya tomado un par de *gin-tonics*, o quizás tres, sino porque siento la imperiosa necesidad de decirte que... —probablemente Marta ha escuchado el audio de WhatsApp unas cien veces, pero es que no se cansa de hacerlo. Cada vez que se siente desfallecer un poco o tiene la sensación de que el día se le hace cuesta arriba, es ponerse el mensaje de Roberto y volver a dibujársele una sonrisa de boba en mitad de la cara. Como si el mundo se parase y la realidad cotidiana trocase los tonos fríos y grises por otros más dulces y cálidos.

»... Pues eso; ya sabes —continúa dubitativo y tremendamente divertido Roberto. A Marta le hace mucha gracia esa parte, porque no sabe si es que Roberto no encuentra las palabras adecuadas o, como siempre bromista, se está haciendo de rogar. Y, a pesar de que se sabe de memoria cada palabra y cada pausa, siempre que vuelve a escucharlo es como si fuese la primera vez. Y, en cada una de ellas, el corazón se le sube desbocado por la garganta, justo antes de que Roberto diga...

»¡Que me vuelves loco, Marta! ¡Que te adoro con locura!

Y que esta noche me has hecho el hombre más feliz del universo —Marta está segura de que, aunque lo llegase a escuchar en otras cien ocasiones, otro centenar de veces que se le anegarían los ojos de felicidad. ¡Jamás había sentido nada parecido! ¡Ni siquiera de adolescente! Ese calor en el vientre; el estómago repleto de mariposas y esa forma de latirle el corazón, que casi le impide respirar…

»Y no es solo porque te hayas currado esta pedazo de fiesta por mi cuarenta cumpleaños —sigue diciendo Roberto con la voz rota ya por la emoción—. No me puedo ni imaginar la de piedras que habrás tenido que remover para conseguir que vinieran todos mis amigos de antaño. Como dice mi muy admirada escritora, Maya Angelou: «La gente olvidará lo que dijiste, olvidará lo que hiciste, pero nunca olvidará cómo los hiciste sentir». Y te juro que, mientras viva… —la voz de Roberto vuelve a quebrarse durante unos segundos, fruto del llanto—. Sobre todas las cosas, quería que supieras que, a lo largo de estos últimos meses, semana tras semana, día a día, te has ido convirtiendo, junto con mis niños, en la luz que me guía; en mi motivación y en mi por qué… Marta, mi amor, eres el regalo más bonito que me ha hecho la vida. Gracias por existir».

¡Buff! Marta se ha jurado que, mientras le quede aliento, cada mañana al despertar, cada noche antes de acostarse, va a escuchar ese mensaje. Está convencida de que, con esas palabras grabadas a fuego en su corazón, será capaz de superar cualquier obstáculo que la vida le ponga en su camino. Jamás había sido consciente de hasta qué punto el amor que le profesa Roberto —y el amor con el que ella le corresponde— supone una fuente de energía renovable, ilimitada, ubicua y omnipotente.

Porque si Roberto le manifiesta a ella su agradecimiento…,

¿cómo denominar entonces la gratitud que ella experimenta hacia él? Ese amable desconocido que hace una década cumplía los treinta el mismo día que ella; el vecino siempre atento y dispuesto a echar una mano; el amigo generoso y desprendido; su gurú y su guía en mil y una enseñanzas prácticas de la vida que, hasta hacía tan solo unos meses, desconocía por completo y que ahora se han vuelto pilares imprescindibles para su felicidad...

Roberto no solo se ha ganado a pulso el título de sanador de su maltrecho cuerpo. Ante todo, se ha convertido en un médico para su alma. Porque ¿de qué sirve vivir más años si no es para envejecer feliz? Las emociones positivas, el compromiso diario, la importancia crucial de unas buenas relaciones, el sentido vital (ese *ikigai* del que él siempre le habla) y la sensación constante de logro... Todas esas cosas las ha conseguido al lado de Roberto. Y, sin él, no solo no habrían sido posibles; sin él es que ni siquiera habrían tenido sentido alguno...

Roberto siempre ha insistido una y otra vez en esa idea de que el mayor error en el tratamiento de las enfermedades es considerar que hay médicos para el cuerpo y médicos para el alma. Cuando, según él, unos y otros no pueden ir por separado. Ahora lo ve. Solo ahora es capaz de darse cuenta del calado de esas palabras. ¡Oh, por favor...! ¡Ha estado tan ciega durante tantos años...! Pero ahora ve. ¡Ahora, por fin, ve!

## ¿Es la felicidad un factor de buena salud?

Quizás la respuesta esté en la pregunta que acaba de hacerse Marta... ¿Qué sentido tiene vivir más años si no es para envejecer feliz? Sin embargo, para contestar adecuadamente a esta cuestión, antes deberíamos plantearnos si se han llevado a cabo investigaciones que demuestren exhaustivamente la relación entre el nivel de felicidad que se experimenta y el hecho de vivir más tiempo y con mejor salud.

En esa línea, Martin Seligman, el padre de la psicología positiva, identificó un modelo teórico que no solo sería susceptible de generar mayor felicidad en nuestra vida; también contribuiría a mantener un mejor estado de salud. Según los resultados de sus investigaciones, cinco elementos determinarían nuestro nivel de felicidad o de bienestar. **Es lo que él denominó como MODELO PERMA**, y que comprende cinco aspectos:

1. las emociones positivas,
2. el compromiso,
3. las relaciones,
4. el sentido,
5. el logro.

**En el capítulo anterior tratamos en profundidad el tema de las relaciones. En este, nos centraremos en lo tocante a las emociones.**

Hasta hace poco dábamos por sentado que las experiencias impactaban directamente en nuestro cerebro. Considerábamos la respuesta emocional a esa experiencia como un proceso mental. Ahora se sabe que la primera respuesta emocional a una experiencia es, en realidad, una respuesta «visceral». Y esto viene a confirmar lo que la sabiduría popular ya intuía a través de expresiones como: «nudo en el estómago», «mariposas en la tripa», «patada en el hígado»...

Una de las principales funciones del tracto gastrointestinal humano es mantener la interacción natural entre el medio ambiente y el interior del cuerpo. Hasta el 60 % de las enfermedades gastrointestinales están asociadas con el estrés. En el mundo en el que vivimos, el estrés es uno de los grandes protagonistas. A su vez, a las personas con problemas digestivos les toca lidiar por partida doble con la ansiedad, el estrés y el dolor, debido a los profundos cambios que tienen lugar en sus estilos de vida, y que repercuten negativamente sobre su calidad de vida.

Los registros más antiguos que hacen mención a la relación entre la comida y la emoción del cuerpo se encuentran en la medicina ayurvédica, así como en la teoría del equilibrio entre los elementos naturales documentada por la medicina china. Ambas son consideradas precursoras de los conceptos definidos por Hipócrates, en los que la mente, el cuerpo y el espíritu están representados por la teoría de los cuatro humores: sanguinario, flemático, colérico y melancólico.

Si tomamos como denominador común estas teorías, podríamos decir que su base es el equilibrio entre el cuerpo humano y el medio ambiente. Es decir, lo que comemos, lo que sentimos (emociones) y nuestro comportamiento, según la personalidad o el carácter de la persona. Este equilibrio conduce al bienestar, la salud y la felicidad, mientras que un desequilibrio conduce a la enfermedad.

La medicina moderna o científica ha logrado avances significativos en la comprensión de cómo funciona nuestro cuerpo. Primero tanto a nivel macroscópico como microscópico, seguido de aspectos bioquímicos-fisiológicos. Y, más recientemente, a nivel molecular. En el siglo pasado, la medicina moderna se ha centrado más en la enfermedad que en la salud. Pero esto está cambiando, ya que cada vez más la medicina está poniendo el foco en la prevención de la enfermedad, en la salud.

Como hemos visto anteriormente, la composición de la microbiota intestinal depende, entre otros factores, de nuestros hábitos alimentarios. Y, por otro lado, está la epigenética, que estudia la interacción entre la genética (dentro) y el ambiente (fuera). En este sentido hablamos de nutrigenómica, que estudia cómo los componentes de la dieta contribuyen a la salud mediante la alteración de la expresión y/o estructuras según la constitución genética individual.

Con este nuevo conocimiento, los médicos disponemos de un nuevo conjunto de herramientas moleculares para estudiar ciertas enfermedades y establecer estrategias de tratamiento basadas en el genoma.

## Emociones, instintos y comportamiento

Las emociones pueden definirse como estados mentales y físicos que se generan en respuesta a estímulos internos o externos. Esta estimulación puede surgir del pensamiento o a través de los sentidos visuales, auditivos, somatosensoriales, gustativos y olfativos.

Un claro ejemplo de un estímulo que surge del pensamiento es la melancolía. Antaño esta emoción solía describirse como un estado anímico propio de una persona que anhelaba volver a su patria o a su hogar, para estar junto a sus seres queridos. Hoy en día, esta emoción se define como estrés, ansiedad y depresión, que surgen debido a diversas circunstancias.

Tanto los pensamientos como los sentidos pueden ser activados por un estímulo interno o externo. Y la base de esta respuesta es el instinto, como parte esencial de la supervivencia. A través del tiempo, la evolución establece genéticamente una adaptabilidad, dada por la experiencia, al entorno circundante. Finalmente, a través de esta adaptabilidad del ser humano a su entorno, surge un comportamiento, que se basa en el aprendizaje (cognición) y las adaptaciones genéticas.

Desde Darwin hasta autores contemporáneos, las emociones han recibido diferentes definiciones y clasificaciones para explicar el proceso de salud/enfermedad. Sin embargo, vale la pena recordar el concepto de instinto. Los instintos son un conjunto de reacciones fisiológicas y mentales que conducen a la preservación de la vida. Estos instintos surgen de un estímulo interno o externo. Y, posteriormente, el cuerpo responde entrando en un estado de alerta seguido de un movimiento. De hecho, el término «emoción» deriva del latín *emotio*, que significa «movimiento».

Estos cambios físicos son rápidos, específicos y autolimitantes. Por lo tanto, el cuerpo puede volver al estado original después de que el estímulo desaparezca, o el cambio puede persistir crónicamente, si la emoción no se resuelve. Como ocurre, por ejemplo, en el caso del resentimiento. Una vez iniciado el estado de alerta, la sangre fluye hacia áreas específicas del cuerpo dependiendo de la situación:

- EXTREMIDADES INFERIORES: Cuando se da una situación de miedo.
- PECHO Y EXTREMIDADES SUPERIORES: En caso de lucha.

- GENITALES: Cuando se detecta una posible pareja.
- ESTÓMAGO: Cuando surge el apetito o el hambre.
- Etc.

Además, con respecto al flujo sanguíneo, Alexander Lowen sugiere clasificar las emociones en positivas o negativas. Las emociones positivas son todas aquellas que proporcionan bienestar y placer, mientras que las emociones negativas generan lo contrario. Las primeras favorecen el flujo sanguíneo. Mientras que las segundas generan vasoconstricción, liberando adrenalina y cortisol, lo que activa el estrés.

Basándonos en el concepto de Lowen, una emoción negativa —o un conjunto de ellas—, durante un período prolongado, podría conducir a una enfermedad crónica. Por lo tanto, en el contexto médico, un enfoque claro e integrado podría ayudarnos a entender el papel del instinto, las emociones y el comportamiento en el proceso de salud/enfermedad, así como a establecer dianas terapéuticas.

## Trastornos funcionales digestivos y emociones

Bajo el concepto de **trastornos funcionales digestivos** (TFD) se incluye a todo un grupo de enfermedades que pueden producir desde estreñimiento hasta diarrea, pasando por hinchazón abdominal, náuseas o vómitos. Estos trastornos surgen de interacciones disfuncionales entre intestino y cerebro que pueden conducir a la alteración de la motilidad intestinal y la hipersensibilidad.

Varios factores como la susceptibilidad genética, la composición de la microbiota y los factores psicológicos se han asociado con los TFD. Los episodios de ansiedad y depresión se experimentan, con más frecuencia, en individuos con TFD que en sujetos sanos. También se han relacionado con cambios fisiológicos en la motilidad colónica, dolor abdominal, flujo sanguíneo mucoso e hiperreactividad entre pacientes con **síndrome de intestino irritable** (SII).

Además, las emociones negativas, los eventos estresantes de la vida y los rasgos de personalidad como el neuroticismo se han asociado con el SII, la colitis, la enfermedad de Crohn (EC) y la dispepsia. Al mismo tiempo, la atención deteriorada y la desregulación de las emociones provocan síntomas de ansiedad, hipervigilancia e hipersensibilidad.

***Entre los pacientes con TFD, la calidad de vida se ve afectada de dos maneras:***

- En primer lugar, la ansiedad y la depresión parecen predecir la presencia, gravedad y frecuencia de los síntomas.
- En segundo lugar, los trastornos gastrointestinales pueden exacerbar la presencia de emociones negativas.

De hecho, las funciones generales como el hambre, el apetito, la saciedad, la digestión, la absorción y la evacuación se ven afectadas por emociones negativas. Sin embargo, el proceso fisiopatológico de cómo las emociones se relacionan con los trastornos gastrointestinales no se entiende claramente.

Se ha propuesto que las señales de equilibrio entre el sistema digestivo y las emociones están integradas por el eje intestino-cerebro. Este eje comprende la interacción entre el sistema endocrino, el sistema inmune y el sistema nervioso entérico, que, a su vez, interactúan con los sistemas nerviosos autónomos y centrales. Por ejemplo, el estrés crónico promueve la liberación de citoquinas proinflamatorias y proteína C reactiva.

Esta proteína estimula el eje hipotalámico-hipofisario-adrenal (HHA), activando la hormona liberadora de corticotrofina del hipotálamo, que estimula el sistema nervioso simpático y la secreción de la hormona adrenocorticotrópica, que, finalmente, provoca la liberación de cortisol de la corteza suprarrenal para limitar el estrés. De hecho, los pacientes en los que se combinan TFD, ansiedad y depresión exacerbadas muestran altos niveles de cortisol.

Debido a la desregulación del eje HHA, el sistema de recompensa cerebral mesolímbico se altera, lo que resulta en perturbaciones cognitivas y emocionales. Como consecuencia, los pacientes con SII se caracterizan por altas tasas de hipersensibilidad relacionadas con los síntomas gastrointestinales como el dolor.

## Emociones y microbiota

**La microbiota intestinal puede ayudar a regular las emociones y la cognición** porque mantiene una comunicación bidireccional con el cerebro utilizando los sistemas nervioso, endocrino e inmune. La comunicación cerebro-intestino es impulsada por el nervio vago. Por otra parte, ciertas bacterias intestinales sintetizan neurotransmisores producidos en las células enteroendocrinas y neuroproteínas (neuronas que se encuentran en la pared del intestino) y sirven como segundos mensajeros en el cerebro, regulando así el estado de ánimo y la cognición.

Algunos de estos incluyen sustancia P, calcitonina, factor liberador de corticotropina, polipéptido pancreático, polipéptido intestinal vasoactivo, GLP-1 y somatostatina, neuropéptido Y, y péptido YY, entre otros. Estos dos últimos neuropéptidos tienen un papel importante en el equilibrio de la energía corporal. El sistema endocrino regula la liberación de neurotransmisores de las bacterias intestinales y ghrelina, influyendo en los niveles de dopamina.

**Las emociones negativas, junto con otros factores de estilo de vida poco saludables, producen una disbiosis**, que es un desequilibrio entre bacterias beneficiosas y no beneficiosas. Tras una emoción negativa que genera estrés, se liberan sustancias como la adrenalina, la noradrenalina y el cortisol, que promueven el crecimiento de ciertas bacterias no beneficiosas: *E. coli* (*E. coli* O157), *Yersinia enterocolitica* y *Pseudomonas aeruginosa*, que, además, promueven la producción de sustancias inflamatorias. Este escenario facilita la pérdida de integridad de la pared intestinal. Y conlleva que determinadas bacterias patógenas y toxinas puedan penetrar en la circulación sistémica, produciendo, como consecuencia, alteraciones de nuestro organismo relacionadas con enfermedades crónicas.

Además, **la dieta occidental —que, por regla general, contiene una composición alta en azúcar y alta en grasas— contribuye a la disbiosis.** Una menor producción de ácidos grasos de cadena corta —a partir de la fermentación de fibra— provoca, como consecuencia, un entorno inflamatorio. Además, varios estudios, entre los que destaca el del Dr. Frankiensztajn en 2020, han demostrado que la obesidad central y el sobrepeso son predictores de la depresión, la ansiedad y la baja calidad de vida.

Las disfunciones en el tejido adiposo (grasas subcutáneas) están implicadas en el desarrollo del estrés y la depresión. Las células que se encuentran en el tejido graso (los adipocitos) provocan un entorno inflamatorio al liberar sustancias inflamatorias, que afectan a las emociones y los centros reguladores cognitivos del cerebro. Además, la inflamación está relacionada con alteraciones neurobioquímicas, como la síntesis de serotonina deteriorada, el agotamiento de la melatonina y el triptófano, o el daño neuronal en el hipocampo cerebral.

Se ha sugerido que las diferencias en la composición de la microbiota intestinal se relacionan con el neurodesarrollo. Por ejemplo, en un estudio publicado en 2019 en la revista *Brain, Behavior and Immunity*, se analizaron las heces de 301 bebés de 2,5 meses y 6 meses, y se pasaron una serie de escalas que valoraban el comportamiento infantil. De ese modo se ha podido objetivar que **los rasgos de carácter de los niños pequeños se asocian con diferencias en la microbiota intestinal**.

Los autores concluyeron que el carácter en los bebés estaba relacionado con la microbiota intestinal infantil. Cuando en los bebés predominaban las emociones positivas, se asociaba a una alta concentración alta de bifidobacterias y estreptococos. Mientras que la reactividad negativa y el miedo se asociaban a una diversidad microbiana reducida.

## CONSEJOS PRÁCTICOS

- Apunta en una hoja todas tus fortalezas y ten esa hoja en un lugar visible que puedas ver diariamente.
- Antes de acostarte enumera al menos tres cosas buenas que te hayan sucedido durante el día.
- Da las gracias por todo lo bueno que tienes y que te ocurre todos los días.
- Cuando aparezca una emoción negativa, obsérvala y acéptala, pero no luches contra ella.

## MENSAJES PARA LLEVAR A CASA

1. La microbiota intestinal puede ayudar a regular las emociones y la cognición, porque mantiene una comunicación bidireccional con el cerebro utilizando los sistemas nervioso, endocrino e inmune.
2. Tras una emoción negativa que genera estrés, se liberan sustancias como la adrenalina, la noradrenalina y el cortisol, que promueven el crecimiento de ciertas bacterias no beneficiosas.
3. La obesidad central y el sobrepeso son predictores de la depresión, la ansiedad y la baja calidad de vida.
4. Las diferencias en la composición de la microbiota intestinal se relacionan con el neurodesarrollo.
5. Una dieta saludable, baja en grasas y azúcares, mejora nuestra microbiota intestinal y, con ello, la liberación de sustancias que se producen cuando tenemos emociones positivas.

# 11. El sueño y la salud

Este es el cuarto fin de semana que Roberto pasa en casa de Marta.

Aprovechan las quincenas que David y Elena se quedan en casa de su padre para disfrutar de un poco de intimidad, pasar el día juntos y hacer todas esas cosas que a Marta tanto le gustaban cuando era soltera y aún no tenía hijos: ir a bailar o a ver monólogos de humor, a algún concierto o, sencillamente, pasar el día sin salir de la cama…

Roberto deja a los niños con su madre las noches de los viernes y los sábados. Y, aunque, al principio le daba un poco de cargo de conciencia, lo cierto es que se nota que a él también le hacía mucha falta concederse un poco de libertad para saborear la vida a su aire. Apenas han transcurrido tres meses desde la noche de su cuarenta cumpleaños. Pero, desde que su relación con Marta adquirió un cariz más íntimo, está disfrutando tantísimo de estos fines de semana que, en ocasiones, tiene la sensación de que llevan mucho más tiempo viéndose a solas…

A pesar de que se sienten muy enamorados y ninguno de los dos alberga la más mínima duda de que están hechos el uno para el otro, aún no se atreven a ponerle una etiqueta a lo suyo. Quieren ir con pies de plomo. Ante todo, pensando en los niños.

De modo que, por lo pronto, ciñen su relación a esos dos fines de semana del mes que los hijos de Marta pasan con Alfonso.

Y aunque ambos están convencidos de que, por el momento, esto es lo mejor, tanto Roberto como Marta desean fervientemente en su interior normalizar lo antes posible su relación, para pasar todo el tiempo posible juntos. Sobre todo ella... No es solo que Roberto la colme de atenciones, le traiga el desayuno a la cama, sea un amante tierno y experimentado o la haga reír constantemente. Puede que Marta nunca se atreva a reconocerlo abiertamente. Pero, aunque Roberto se haya convertido en la compañía perfecta en cada momento del día, es sobre todo por la noche cuando ella disfruta todavía más de su presencia.

Llevaba tanto tiempo durmiendo sola que ya ni se acordaba del tremendo placer que le proporcionaba yacer envuelta en un cálido abrazo, entrelazando bajo las sábanas sus pies con los de Roberto. Además, le encanta escuchar su lenta e hipnótica respiración. Al compás de sus profundas inspiraciones y espiraciones, dulcemente sujeta por los fuertes brazos de Roberto, Marta se siente tan acunada y protegida como una niña.

No es solo que descanse mejor y que se levante completamente repuesta por la mañana. De un tiempo a esta parte, también ha notado que ahora está menos dispersa durante el día y ha recuperado su don para estar «a mil cosas a la vez». Además de que ya no es tan olvidadiza, de pronto se siente capaz de integrar y consolidar los conocimientos recientemente adquiridos, algo que también han notado sus colegas del estudio de arquitectura.

Gracias a Roberto, Marta ha adquirido el hábito de irse a la cama más temprano y dormir un mínimo de siete horas. Cuando dormía sola, aparte de que se terminaba acostando tardísimo, se quedaba mirando el móvil o la *tablet* hasta las mil. Esa falta de sueño, además de tenerla medio «zombi» todo el santo día, la volvía el blanco perfecto para catarros y resfriados. Pues, como siempre le decía Roberto, dormir pocas horas la volvía más vulnerable a las infecciones.

Pero el germen de esta transformación no radica solo en que duerma más horas cada noche. Ante todo, se debe a la calidad del sueño del que ahora disfruta: un sueño reparador que consigue que se levante en plena forma y de buen humor cada mañana y propicia que pueda funcionar todo el día sin tener que sufrir esa somnolencia que solía hacer presa de ella.

Al final va a ser cierto ese proverbio francés que dice que «el sueño es la mitad de la salud...».

## Pero ¿qué es el sueño?

El sueño es un proceso complejo, controlado por el cerebro, que produce modificaciones fisiológicas:

- la temperatura corporal desciende,
- la producción de hormonas se modula,
- la respiración, el ritmo cardíaco y la tensión arterial fluctúan según las fases del sueño.

El sueño se desarrolla en ciclos que duran 90 a 120 minutos, cada uno de los cuales comprende cuatro o cinco fases. En el momento de acostarnos, pasamos por un período de somnolencia, en el que la respiración se hace más lenta, los músculos se relajan un poco y la consciencia disminuye.

Posteriormente pasamos a la fase 2, la del sueño ligero, donde la actividad muscular se reduce, aunque sigamos siendo receptivos a los estímulos externos.

Pasando del estadio 2, que es una fase de sueño profundo, a los estadios 3 y 4, de sueño muy profundo, la temperatura corporal desciende, el cuerpo se inmoviliza y la respiración se ralentiza. En este estadio no nos solemos despertar y este es el período en el que nuestro cuerpo se recupera del cansancio acumulado.

La última fase es el estadio 5 o fase R.E.M. (*Rapid Eye Movement*). Durante esta fase el cuerpo está totalmente paralizado, los ojos se mueven con rapidez —acción de la que deriva el nombre de esta fase, en sus siglas en inglés—, el ritmo cardíaco se acelera y la actividad cerebral es muy intensa, tanto como si estuviéramos despiertos. Es la fase en la que soñamos.

·Una noche normal comprende de cuatro a seis ciclos, entre los cuales nos despertamos ligeramente. De media, un adulto pasa en torno al 75 % de la noche en los estadios 1,2,3 y 4 y un 25 % en sueño R.E.M.

**¿Por qué dormimos?**

- Para eliminar el cansancio físico y mental acumulado durante las horas de vigilia.
- Para favorecer la integración y consolidación de los conocimientos recientemente adquiridos. El cerebro aprovecha este

período para seleccionar, clasificar y archivar las informaciones recientes y eliminar las que considera inútiles.

- Se establecen nuevas conexiones entre neuronas, permitiendo al cerebro adquirir nuevos conocimientos a lo largo de toda la vida.
- Para contribuir a mantener la eficacia del sistema inmunitario. Diversos estudios han demostrado que la falta de sueño nos vuelve más vulnerables a las infecciones.
- Facilita el crecimiento. Durante el sueño, el cuerpo produce la hormona del crecimiento, que permite a los niños crecer y a los adultos regenerar las células. La falta de sueño puede provocar un envejecimiento prematuro del organismo.
- Se eliminan los desechos de todo tipo durante la noche.

## ¿En qué consiste un sueño reparador de calidad?

La calidad del sueño se mide por el grado de energía que tenemos al despertar. Si nos levantamos en plena forma y de buen humor y podemos funcionar todo el día sin tener somnolencia, eso quiere decir que hemos pasado una noche reparadora. La calidad del sueño puede verse negativamente afectada por factores como el alcohol, el estrés, el horario laboral, las obligaciones familiares, ciertos medicamentos o incluso una enfermedad.

## Microbiota intestinal y sueño

Varios estudios han demostrado que el sueño depende en gran medida de la calidad de la microbiota intestinal, con la que interactúa constantemente. Cuando se produce un empobrecimiento de la microbiota bacteriana, ello conlleva un descenso de la duración del sueño, alteraciones crónicas del descanso o trastornos del ciclo sueño-vigilia, que causan a su vez un desequilibrio de la microbiota.

El ritmo circadiano regula el gasto energético de nuestro cuerpo, así como el apetito y el sueño. En otras palabras, es nuestro reloj interno. En condiciones normales, las personas duermen unas siete horas por noche. Al despertar, su cuerpo se calienta, gastando energía al empezar a moverse y asumir sus funciones diarias. El organismo necesita alimentarse durante el día para obtener esta energía y así, llegada la noche, ayunar y poder dormir.

Los investigadores han observado que la cadencia básica de la microbiota intestinal está marcada por un aumento de *Firmicutes* durante los períodos de alimentación y por su disminución progresiva a lo largo del día. Si bien algunas bacterias como *Bacteroidetes, Proteobacteria* y *Verrucomicrobia* son más abundantes durante los períodos de ayuno, el número de bacterias que se alimentan de fibra crece por las noches, cuando los restos de comida alcanzan el colon. Los polifenoles y ciertas fibras prebióticas como los galactooligosacáridos (GOS), presentes en fuentes vegetales y en la leche materna, respectivamente, son capaces de consolidar el ritmo circadiano diversificando la microbiota.

La cadencia de la microbiota intestinal se expresa a través de la secreción de moléculas en momentos determinados del día. Por la noche, predominan los genes relacionados con el metabolismo de la energía, la reparación del ADN y el crecimiento de las células, mientras que, durante el día, las bacterias producen moléculas que consolidan su propia colonización del intestino.

Tal y como explican Smith y Easson, el ayuno nocturno es beneficioso para la microbiota intestinal, ya que se producen ácidos grasos de cadena corta, moléculas como el butirato, que protege el intestino, además de regular los niveles de glucosa a través de diversas hormonas vinculadas a esta, o el propionato, que regula el metabolismo de la grasa en el hígado. Por otra parte, los metabolitos microbianos excretados durante los momentos de alimentación están ligados a la absorción de proteínas y lípidos. El triptófano se transforma en serotonina, una molécula que regula la motilidad intestinal, pero algunos estudios han descubierto que está vinculado con la producción de melatonina (la hormona del sueño). Asimismo, se ha revelado la existencia de un nuevo mecanismo de transporte del triptófano hacia el cerebro, con el correspondiente impacto en las funciones cerebrales, como el sueño.

Según la revisión publicada en *Microorganisms* en 2019 por el Dr. Parkar, el tiempo de sueño controla la cadencia de nuestra ingesta alimentaria a través de los procesos de alimentación y ayuno. Cualquier perturbación prolongada de este ciclo podría contribuir a un desequilibrio en la microbiota intestinal. Y esto, a su vez, a un mayor riesgo de enfermedades metabólicas como diabetes u obesidad. Los investigadores recalcan que el consumo de alcohol y de comida rápida por las noches perturba el ritmo de la microbiota intestinal a través de una disminución de *Bacteroidetes,* lo cual podría desembocar en una inflamación intestinal y un incremento del riesgo de ciertos cánceres colorrectales.

Además, el alto contenido en grasa de la comida rápida favorece el desarrollo de bacterias resistentes a las moléculas obtenidas a través de la digestión, muchas de las cuales son patógenas o proinflamatorias, dada su capacidad para producir toxinas.

Algunos estudios, como el del Dr. Szentirmai en 2019, han demostrado que el consumo de probióticos podría ayudar a aumentar la secreción de melatonina y mejorar la calidad del sueño, lo cual abre la vía al uso de probióticos para regular el sueño y la salud en el futuro.

En suma, tanto dieta como estilo de vida pueden afectar a la salud y al equilibrio de la microbiota intestinal. Una dieta sana rica en fibra y un horario de comidas regular durante el día son herramientas fácilmente accesibles para mejorar el ritmo de la microbiota intestinal. Asimismo, es aconsejable evitar comportamientos como comer a altas horas de la noche, consumir alcohol y perturbar el sueño.

Ya sabíamos que existía un vínculo entre la falta de sueño y un mayor riesgo de padecer enfermedades como diabetes, obesidad y cáncer. Ahora, gracias a las investigaciones de un equipo de científicos de la Universidad Nova Southeastern (NSU) de Florida (Estados Unidos), sabemos además que un sueño de mala calidad también está relacionado con una microbiota intestinal pobre, lo cual a su vez afecta a la salud en general.

El sueño puede considerarse como la «navaja suiza de la salud». Tal como explica Jaime Tartar, directora de investigación en la Facultad de Psicología de la NSU y coautora del estudio publicado en *Plos One*, **una buena noche de sueño puede mejorar nuestra salud, mientras que la falta de sueño puede ser perjudicial.**

Los investigadores realizaron un experimento con cuarenta hombres jóvenes sanos que tuvieron que llevar un *smartwatch* durante treinta días. El reloj controlaba de manera objetiva la calidad y cantidad de su sueño, teniendo en cuenta factores como la hora a la que se acostaban, el tiempo que pasaban en la cama, el tiempo total de sueño o el número de veces que se despertaban durante la noche.

Además, los investigadores extrajeron ADN de muestras fecales de los participantes para examinar la diversidad de su microbiota intestinal. Sabemos que una microbiota intestinal más diversificada va asociada a una mejor salud en general. Tal y como recalca la Dra. Tartar, la falta de diversidad de la microbiota intestinal se ha vinculado a enfermedades como párkinson, depresión y enfermedades autoinmunes.

Tras analizar las muestras fecales, el equipo descubrió que los sujetos que dormían bien tenían una microbiota intestinal más diversificada y, por el contrario, el sueño de mala calidad estaba vinculado a una microbiota más pobre.

«Nos sorprendió observar un vínculo tan fuerte entre las diferentes medidas de sueño y la diversidad de la microbiota intestinal», declaró la Dra. Tartar. «El próximo paso será intentar determinar si la persona duerme peor debido a una microbiota intestinal poco diversificada o si el sueño de mala calidad reduce la diversidad de la microbiota. Estamos ahora mismo preparando un estudio para responder a esta cuestión». Encontrar esta respuesta podría llevar al desarrollo de intervenciones que mejoren la diversidad de la microbiota intestinal y, por tanto, la calidad del sueño y la salud en general.

Según revela un nuevo estudio publicado en la revista *Scientific Reports*, el butirato —que procede de la fermentación de la fibra alimentaria bajo la acción de la microbiota intestinal— parece desempeñar un papel fundamental en la calidad y la conciliación del sueño.

Un grupo de investigadores de la Universidad de Washington intentó identificar aquellas moléculas utilizadas como señales para desencadenar el sueño. Para ello, se centraron especialmente en el butirato, un ácido graso de cadena corta derivado principalmente de los productos lácteos y la fibra presente en numerosos vegetales (espárragos, copos de avena, alcachofas, ajo crudo, puerros y cebollas). Cuando el intestino produce butirato bajo los efectos de determinadas bacterias, este pasa directamente a la vena porta, un gran vaso sanguíneo que lo transporta hasta el hígado, donde es almacenado. Según la hipótesis que plantean los investigadores, el butirato podría promover el sueño mediante una acción en los mecanismos sensoriales de la vena porta.

Por tanto, se realizaron ensayos con el butirato en roedores utilizando tres formas diferentes de administración. La inyección subcutánea, que supuestamente ejerce una acción en todo el organismo, no tuvo ningún efecto. Por el contrario, la administración oral aumentó casi en un 50 % la duración del sueño profundo, además de disminuir la temperatura corporal y reducir los episodios de sueño R.E.M. La inyección directa en la vena porta produjo efectos similares pero acentuados, lo que confirma la implicación del hígado en este proceso.

El butirato desencadenaría el sueño al unirse a receptores situados en la pared del hígado y/o de la vena porta. Cuidar la microbiota intestinal mediante la adopción de una dieta que favorezca la producción de butirato o que lo contenga (mediante el consumo de productos lácteos como mantequilla y quesos, por ejemplo) podría, por tanto, mejorar los trastornos del sueño, además de representar una alternativa más sana y más natural a los somníferos.

**CONSEJOS PRÁCTICOS PARA DORMIR BIEN:**

1. Evita hacer deporte a última hora de la noche.
2. Regula el sueño: intenta acostarte y levantarte siempre a la misma hora.
3. No cenes copiosamente y procura no consumir alcohol.
4. Acuéstate al menos dos horas después de haber cenado.
5. No utilices aparatos electrónicos, incluido el móvil, una o dos horas antes de acostarte.
6. Mantén la temperatura del dormitorio en torno a los 18 ºC.
7. No tomes café ni bebidas estimulantes a partir de las 17 h.

**MENSAJES PARA LLEVAR A CASA**

1. El sueño permite eliminar el cansancio físico y mental acumulado durante las horas de vigilia.
2. El sueño favorece la integración y consolidación de los conocimientos recientemente adquiridos.
3. Durante el sueño se establecen nuevas conexiones entre neuronas, permitiendo al cerebro adquirir nuevos conocimientos a lo largo de toda la vida.
4. Asimismo, contribuye a mantener la eficacia del sistema inmunitario.
5. Hay muchos factores que afectan al sueño, como el estrés y la alimentación. Si adquirimos hábitos de buena salud, como una buena alimentación, ejercicio y la gestión del estrés y el equilibrio emocional, llegaremos a alcanzar un sueño reparador.

# 12. El papel de la microbiota y la permeabilidad intestinal en distintas enfermedades

—Voy al baño, cielo —dice Marta dando un respingo e incorporándose precipitadamente.

—¿Te espero para ver otro episodio? —le pregunta Roberto desde el sofá.

—No hace falta —se la oye decir ya desde dentro del cuarto de baño—. Ve viendo otro capítulo sin mí. No te preocupes...

Durante los fines de semana que han estado pasando juntos, Roberto ya se ha ido percatando de que, cuando Marta se excusa para «hacer sus cosas», se lo toma con calma. Sin embargo, hoy, hace ya rato que ha empezado a inquietarse... Le ha dado tiempo a ver otro episodio entero y ella aún no ha salido del aseo. Lo último que desea Roberto es incomodar a Marta. Y menos aún en la intimidad del cuarto de baño. Pero finalmente la preocupación vence a la prudencia y se aproxima de puntillas a la puerta del lavabo.

—Marta, ¿te encuentras bien...? —murmura a modo de excusa, dando unos golpecitos sobre el quicio.

—Sí, ya salgo —responde ella desde el otro lado. Pero aún

pasan un par de minutos hasta que, efectivamente, Marta regresa al sofá para volver a reclinarse sobre el regazo de Roberto. Y, aunque sus ojos rehúyen los de él cuando este le vuelve a consultar por su estado, finalmente acaba diciendo—: Perdóname, pero es que me da un poco de apuro hablar de estas cosas…

—Cielo, no seré yo quien te obligue a tratar un tema que te incomoda —le dice Roberto cariñosamente, mientras le acaricia el pelo—. Pero me tienes un poco preocupado. ¿No te estarás escondiendo en el baño para hablar con otro, ¿verdad? —bromea para tratar de quitarle un poco de hierro al asunto. Y, retomando el tono comprensivo de siempre, continúa—: Sabes que puedes confiar en mí. Quizás pueda ayudarte…

—No puedes —responde Marta, incorporándose de nuevo y dándole un fugaz beso en los labios a Roberto—. Esta vez no. Ni siquiera los médicos saben lo que tengo —reconoce abnegada—. Llevo sometiéndome a todo tipo de pruebas desde hace meses y los resultados no revelan nada. Tanto el médico de cabecera como el especialista en digestivo me dicen que todo lo que me ocurre se debe al estrés al que he estado sometida durante todos estos años… Pero que esté tranquila; que todo es normal. Y que «aprenda a convivir con ello». ¡Pero lo que yo tengo es de todo menos normal! —exclama Marta exasperada.

—¿Por qué no te calmas, te sientas y me cuentas? —le implora Roberto cada vez más preocupado—. No comprendo nada de lo que dices. Y necesito entenderte…

—A ver…, ya desde hace años, hay veces que las comidas no me sientan bien, eso sí que lo sabes, ¿no? —Y ante el asentimiento de Roberto, continúa diciendo—: Pues bien, el caso es que, aparte de eso, desde hace unos meses noto cómo se me hincha el abdomen y, en algunas ocasiones, sufro dolor en la tripa acompañado de diarrea, que aparece cuando menos te lo esperas. Incluso, en ocasiones, debido a ese temor, he dejado de ir al cine, de dar un paseo o de salir a comer si no me he cerciorado antes de que tendré un baño cerca. Estoy loca con la alimentación: hay días que una crema de verduras me sienta bien, y otros que me produce dolor de tripa y diarrea... ¡Es que ya no sé qué comer!

—Cuánto lo siento, Marta —se lamenta Roberto.

—Y, por si fuera poco, en días como hoy, aparte de que parece que me han dado una paliza, porque me duelen a rabiar las articulaciones y estoy supercansada, me duele muchísimo la cabeza. Así que, como comprenderás, no es el típico tema que te apetece tratar con tu novio nada más empezar a salir, ¿no?

—Lo comprendo perfectamente —se lamenta Roberto, abrazándola tiernamente—. Y, además, tienes toda la razón...

—¡No, Roberto! Es imposible que comprendas perfectamente cómo me siento —se rebela Marta, tratando de zafarse del abrazo de Roberto—. Tú no sabes lo que es que te hagan una colonoscopia, análisis de sangre y no sé cuántas pruebas más, para terminar diciéndote siempre que «no te pasa nada» o que «son los nervios». Y, además, no me indican qué tratamiento debo tomar. ¿¡Y a qué viene que me digas que tengo toda la razón...!? —inquiere casi al borde de las lágrimas—. ¿Razón en qué?

—En que esta vez no puedo ayudarte —reconoce él, mientras consulta su teléfono móvil—. Pero conozco a alguien que sí —dice ufano colocándose el dispositivo en la oreja—. ¿Silvia? ¡Hola, Silvia! ¿Cómo estás...? Perdona que te moleste un domingo. Pero es que estoy aquí con Marta... ¡Sí! ¡Eso es! ¿Te acuerdas que te hablé de ella la última vez que nos vimos...? ¡Exacto! ¡Buena memoria...! Pues mira, te cuento... —Y, tras referirle con todo lujo de detalles los síntomas descritos por Marta, Roberto le pasa el teléfono a ella—. Dice que te pongas.

—¡Hola, Marta! Encantada —escucha al otro lado de la línea—. No te pregunto cómo estás, porque ya me ha comentado Roberto que estás fastidiadilla... Bueno, mira, no te preocupes. Soy amiga de tu chico desde hace muchos años. Casi tantos como llevo pasando consulta como médico especialista de digestivo. Aparte de trabajar por la mañana en un hospital público, tengo mi propia consulta privada por las tardes. Y tú dirás, ¿por qué me cuentas todo esto...? Pues por varios motivos:

»El primero es para decirte que no te desesperes: todos los días llegan a mí personas con tus mismos síntomas, con pruebas diagnósticas normales, que han acudido a varios médicos y a quienes les han ofrecido una única solución: acostumbrarse a convivir con esa situación y aprender a evitar los alimentos que les sienten mal. Entiendo que tu calidad de vida está mermada y que necesitas una solución más efectiva.

»La segunda razón es que, por los síntomas que me refiere Roberto, y aunque aún es pronto para afirmarlo con rotundidad, estoy casi segura de que corresponden a un síndrome de intestino irritable, del que cada día sabemos más, gracias al estudio de la microbiota y permeabilidad intestinal.

»Por eso, y este es el tercer motivo por el que te contaba todo este rollo, es que me gustaría que te pasaras mañana a última hora de la tarde por mi consulta (Roberto sabe dónde está), para que pueda verte personalmente y salir de dudas... ¿Te parece bien?

—¡Me parece perfecto! —exclama Marta, que no se lo termina de creer—. ¡Muchísimas gracias, Silvia! ¿Y dices que crees que lo que tengo se llama síndrome de intestino irritable...?

—Así es —corrobora Silvia—. Mientras hablábamos, os acabo de enviar por WhatsApp un enlace a un artículo de mi página web. En él explico en qué consiste el síndrome de intestino irritable, qué síntomas produce y tratamientos y recomendaciones nutricionales. Además, en ese mismo enlace encontrarás unos cuestionarios sobre cómo afecta la enfermedad a tu vida. Si quieres hazlos y mañana me los traes.

—Sí, acaba de llegar —confirma Marta, comprobando la pantalla—. En cuanto cuelgue nos ponemos a leerlo. ¡Muchísimas gracias de nuevo, Silvia! ¡Y hasta mañana!

## Síndrome de intestino irritable

El síndrome del intestino irritable (SII) es un trastorno funcional digestivo (TFD) que se caracteriza por dolor abdominal recurrente asociado a alteraciones en la frecuencia y/o consistencia de las deposiciones. Según el porcentaje de uno u otro tipo de heces, se establecen como SII con predominio de estreñimiento (SII-E), con predominio de diarrea (SII-D) o mixto (SII-M).

**Este trastorno funcional afecta a adultos, jóvenes y adolescentes, siendo de entre dos a cuatro veces más frecuente en el sexo femenino.**

El SII es un trastorno complejo que refleja el impacto de factores ambientales, tales como infecciones, dieta, estrés y estado psicológico, en una persona genéticamente susceptible. Parece que estos factores ambientales producen una alteración en la microbiota y permeabilidad intestinal, que conlleva a una microinflamación, que ocasiona alteraciones en la motilidad, sensibilidad y secreción intestinales, produciendo los síntomas característicos del SII.

***Disbiosis en el SII***

La alteración en la composición de la microbiota intestinal (disbiosis) puede desempeñar un papel en el desarrollo de la enfermedad y los síntomas de la misma. Los pacientes con SII tienen alteraciones cuantitativas de diferentes cepas bacterianas en comparación con población sana, así como menor diversidad bacteriana.

Un estudio publicado por el Dr. Stojanovic en *Gastroenterology* en 2011 revela que la microbiota intestinal de los pacientes con SII presenta un aumento de los miembros del género *Firmicutes* a costa de los miembros de los *Bacteroidetes*, resultando en un aumento de dos veces la proporción de *Firmicutes/Bacteroides* en los pacientes con SII. Se encontró que los niveles del género *Faecalibacterium* (*Firmicutes*), que incluye *F. prausnitzii*, se redujeron en los pacientes con SII en comparación con la población sana.

En nuestra microbiota autóctona también hay arqueas. Entre ellas *Methanobrevibacter smithii*, que produce metano —lo que contribuye a retrasar el tránsito intestinal—. Fueron los Dres. Ghoshal y Shukla quienes explicaron, en la revista *Gut*

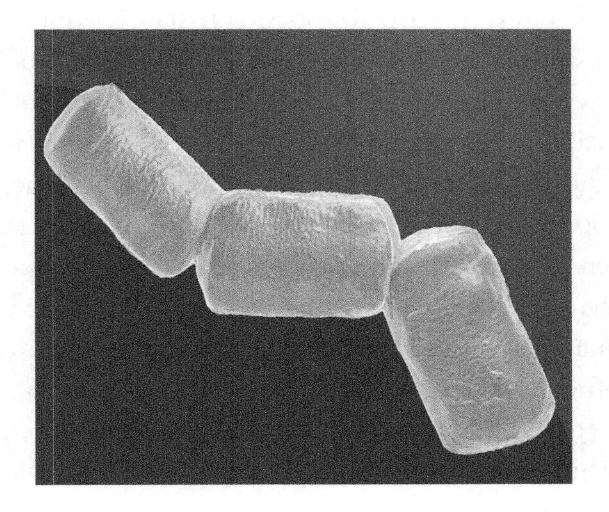

**Figura 14.** *Methanobrevibacter smithii.*

*and Liver* en 2016, la importancia de la cantidad de *M. smithii* en pacientes con síndrome de intestino irritable. El número de copias de *M. smithii* fue mayor entre los pacientes con SII que entre los sanos. Particularmente entre los pacientes con SII asociado a estreñimiento como síntoma predominante (SII-E), en comparación con los pacientes con SII-D.

El género *Roseburia* son bacterias que incluyen cinco especies: *Roseburia intestinalis*, *R. hominis*, *R. inulinivorans*, *R. faecis* y *R. cecicola*. Forman parte de las bacterias comensales que producen ácidos grasos de cadena corta, especialmente butirato, y afectan a la motilidad colónica, el mantenimiento de la inmunidad y las propiedades antiinflamatorias. La modificación en *Roseburia* puede afectar a varias vías metabólicas y está asociada con diversas enfermedades —entre las que se incluyen el síndrome de intestino irritable, obesidad, diabetes tipo 2, afecciones del sistema nervioso y alergias—. Todo esto está incluido en la revisión que hizo el Dr. Tamanai-Shacoori, en 2017, en un artículo publicado en la revista *Future Microbiology.*

La dieta mediterránea es conocida desde hace tiempo por sus propiedades beneficiosas para la salud. Cabe destacar que también se asocia con una mayor presencia de *Roseburia* intestinal. Se ha reportado un vínculo entre la *Roseburia* y la salud intestinal, incluyendo la enfermedad inflamatoria intestinal, el síndrome del intestino irritable y el cáncer de colon.

Un equipo liderado por el Dr. Chassard formuló, en 2012, observó una correlación negativa entre la concentración de *Roseburia* y los síntomas del SII.

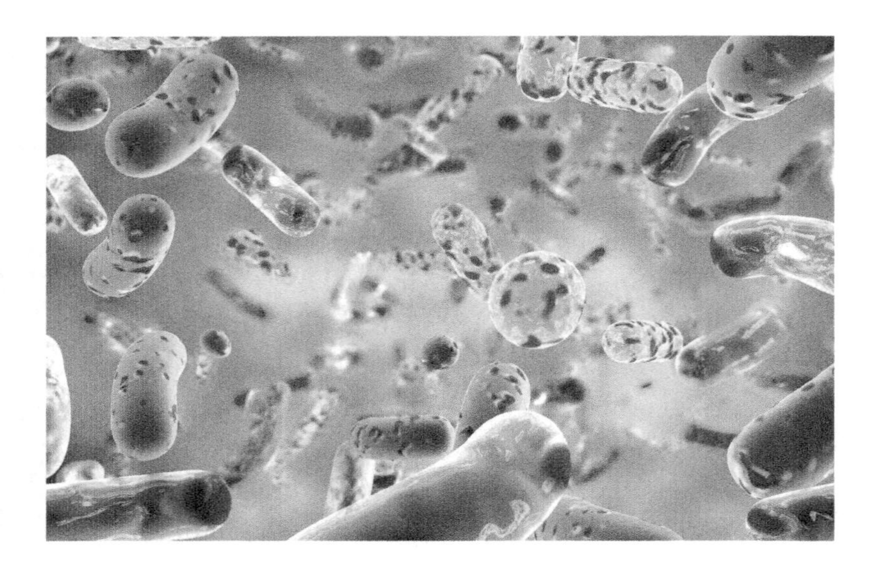

**Figura 15.** *Roseburia intestinalis.*

### *Permeabilidad intestinal en SII*

En 2012, un equipo de investigadores liderado por la Dra. Martínez analizó las biopsias yeyunales de pacientes con SII-D. Observaron que, en estos pacientes, existían alteraciones moleculares y estructurales en las proteínas de las uniones intercelulares. Y estos defectos en las proteínas se relacionaron con un aumento en la activación de los mastocitos y síntomas clínicos.

Tal como se recoge en el estudio del año 2009 publicado en la revista *Gut,* el equipo del Dr. Piche comparó la permeabilidad intestinal de tejido procedente de biopsias de colon utilizando cámaras de Ussing en pacientes con SII. Gracias a lo cual pudieron confirmar un aumento de la permeabilidad intestinal en estos pacientes, a expensas de una alteración de las proteínas de las uniones intercelulares. Posteriormente, en otro estudio de 2011, se confirmaron estos hallazgos.

## Estreñimiento crónico funcional

El diagnóstico del estreñimiento funcional también viene definido por los criterios Roma IV, y **se caracteriza por:**

- **una disminución del número de deposiciones (menos de tres a la semana),**
- **de consistencia dura,**
- **y de evolución superior a seis meses.**

No obstante, puede haber otros síntomas acompañantes. Así, con frecuencia, las manifestaciones intestinales se asocian a molestias o dolor abdominal. Este trastorno funcional digestivo es muy frecuente en la población en general, con picos importantes en los extremos de la vida (infancia y tercera edad), en los que, además de los problemas de salud que ocasiona, puede tener repercusiones psicosociales importantes.

Esto se ha venido agravando en las últimas décadas debido a un fuerte descenso del consumo de fibra en la población occidental y un progresivo abandono, en nuestro entorno, de la añorada «dieta mediterránea», con una menor ingesta, en general, de frutas, verduras y legumbres.

Una comparación de mucosa colónica y microbiota fecal entre personas sanas y pacientes con estreñimiento crónico mostró que la presencia de *Roseburia* se correlacionaba con un tránsito colónico más rápido.

## Diarrea aguda

La Organización Mundial de la Salud (OMS) ha definido la diarrea como **la ocurrencia de tres o más heces sueltas en un período de 24 horas.** En la práctica clínica, el enfoque consiste básicamente en hacer una evaluación inicial, controlar la deshidratación y tratar los síntomas, con antieméticos, y reservar el uso de antibióticos para las situaciones indicadas. La causa más frecuente de diarrea aguda es la producida por microorganismos. Existen muchos gérmenes productores de diarrea. Y no hay estudios que determinen qué tipo de disbiosis existe para cada agente causal.

### *Diarrea asociada a antibióticos*

Es uno de los efectos secundarios más frecuentes con la toma de antibióticos, pudiendo ocurrir en cualquier edad y provocado por cualquier antibiótico. El problema es que no solo se trata de un molesto síntoma. Además, tiene perjuicios importantes para nuestra microbiota intestinal, con una significativa disminución de la diversidad bacteriana, que puede tardar bastante tiempo en repoblarse de nuevo.

Según un informe de la OMS de 2018, la cantidad total de antibióticos consumida por personas humanas está muy por encima de las 6500 toneladas anuales (datos de 65 países, China y Estados Unidos no incluidos). Una media de 18 de cada 1000 habitantes consume diariamente una dosis definida de antibióticos, lo que significa que cada día del año se consumen 139 millones de dosis.

En los países desarrollados, hasta la mitad de las recetas de antibióticos pueden considerarse inadecuadas. El consumo innecesario de antibióticos acelera el desarrollo de resistencias, y las cepas multirresistentes de *Pseudomonas aeruginosa, Escherichia coli, Klebsiella pneumoniae* y *Staphylococcus aureus* están aumentando.

Aunque la mayoría de tratamientos con antibióticos no producen efectos secundarios inmediatos y evidentes, existe la preocupación de que alteren la composición de la microbiota intestinal y sus funciones. La diarrea posantibióticos es la complicación más común causada por este tipo de tratamientos, y se presenta en el 15-25 % de los pacientes.

**La mayoría de los episodios de diarrea causada por antibióticos son leves y remiten espontáneamente.** Sin embargo, un creciente número de casos padecen formas más severas, como la diarrea causada por *Clostridium difficile.* La desaparición de especies bacterianas sensibles a los antibióticos favorece el sobrecrecimiento de formas de *C. difficile*, que produce las toxinas que originan el cuadro. La presentación clínica en estos casos es variable: desde diarrea benigna autolimitada o recurrente hasta megacolon tóxico, colitis fulminante y muerte.

Los antibióticos provocan efectos dispares en cuanto a la abundancia relativa de las bacterias, según sean sensibles o resistentes, según indican diversos estudios. Durante el tratamiento con betalactámicos o quinolonas (tipo de antibióticos más usados), el número de especies dominantes de la microbiota se redujo de 29 a 12 taxones (grupo), además de observarse una disminución de la diversidad microbiana (pérdida de la riqueza del ecosistema).

**El uso intensivo e inadecuado de antibióticos no solo puede conducir a infecciones resistentes a los antimicrobianos, sino que también se encuentra entre las causas del incremento de enfermedades crónicas no transmisibles.**

### *Prevención de la diarrea por* Clostridium difficile

La diarrea por *Clostridium difficile* (DCD) **se produce por la toma de ciertos tipos de antibióticos.** Puede producir: diarrea acuosa, dolor abdominal y fiebre. El diagnóstico se realiza con la detección de toxina AB, que produce la bacteria, con una especificidad del 99 % y una sensibilidad de entre el 60 y 90 %.

Es uno de los principales problemas de salud nosocomial (intrahospitalaria) en los países occidentales, especialmente en las personas mayores hospitalizadas que reciben antibióticos.

La DCC en pacientes ingresados en hospitales con antibióticos oscila entre el 15 y el 21 %. La infección causará manifestaciones clínicas muy variables, que van desde el portador asintomático hasta la diarrea leve-moderada, pasando por la colitis pseudomembranosa con megacolon tóxico (dilatación aguda del colon) y sepsis potencialmente mortal. Una microbiota intestinal equilibrada inhibe el crecimiento de *Clostridium difficile* y la liberación de sus toxinas.

## Erradicación de la infección por *helicobacter pylori*

Se estima que alrededor del 50 % de la población está infectada con *H. pylori*, con valores tan altos como el 90 % en los países en desarrollo. Aunque en la mayoría de los casos la colonización bacteriana está presente durante toda la vida del paciente y puede pasar desapercibida, en ocasiones conduce a una gastritis asociada.

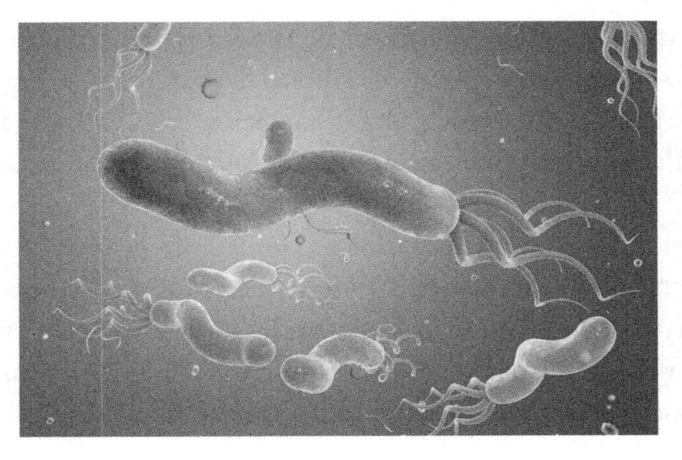

**Figura 16.** *Helicobacter pylori.*

La infección por *Helicobacter pylori* se ha asociado a dispepsia funcional (dolor, hinchazón abdominal y digestiones pesadas). En sujetos con *H. pylori* se observa disminución general en la diversidad bacteriana con concentración alta de *Proteobacteria*, seguida por *Firmicutes*, *Bacteroidetes* y *Actinobacteria* con respecto a los controles no infectados.

## Enfermedad inflamatoria intestinal

La enfermedad inflamatoria intestinal crónica (EIIC) **engloba la colitis ulcerosa (CU) y enfermedad de Crohn (EC). Son enfermedades que cursan con diarrea, dolor abdominal y sangrado con las heces.** En la EC es más frecuente la pérdida de peso. Se desarrolla en personas genéticamente predispuestas que se encuentran expuestas a determinados factores ambientales, siendo más frecuente en países industrializados.

Cada vez hay más estudios que relacionan la existencia de una disbiosis con un aumento de la permeabilidad intestinal. Todo ello conlleva a un desequilibrio del sistema inmune, que tiene como consecuencia una inflamación crónica, que genera las úlceras y erosiones en el intestino que producen los síntomas.

La microbiota de los pacientes con EII presenta una menor diversidad, un número reducido de bacterias protectoras (*Bifidobacterium* y *Lactobacillus*) y un número mayor de bacterias potencialmente patógenas (*E. coli* y *Clostridium*), en comparación con la microbiota de los individuos sanos.

### *Permeabilidad intestinal en la EII*

La disfunción de la barrera intestinal es una característica principal de la EIIC, observando que el aumento de la permeabilidad intestinal precede a las manifestaciones clínicas de la EIIC, pero es insuficiente para causar enfermedad, lo que sugiere la participación de otros factores.

Tal como se recoge un estudio publicado en 2012 en la revista *Gut,* un equipo de investigadores liderado por el Dr. Kiesslich se planteó como objetivo de sus pesquisas la posibilidad de detectar la pérdida de la barrera intestinal en los pacientes con EIIC. Realizaron una colonoscopia (prueba que consiste en introducir un tubo con una cámara por el ano) con microscopio (endomicroscopia) asociada a 58 pacientes con EIIC sin síntomas. Les administraron una sustancia por vía intravenosa (contraste); si se detectaba salida del contraste a través de la pared intestinal determinaban que había aumento de la permeabilidad intestinal.

El aumento de la excreción del contraste, además, se asoció con recaída posterior de la enfermedad dentro de los 12 meses siguientes. Por lo que los autores concluyeron que la eliminación del contraste detectado por la endomicroscopia predice la recaída en la EIIC y tiene potencial como herramienta de diagnóstico para el abordaje de la enfermedad.

Otro equipo, liderado por el Dr. Chang, publicó en *Gastroenterology* en 2017 la hipótesis de que había pacientes con EIIC con curación mucosa (sin úlceras en el colon) en la colonoscopia que persistían con síntomas, por lo que valoraron a estos pacientes con endomicroscopia con fluoresceína intravenosa. Uno de los resultados fue que los pacientes con EIIC sintomática tuvieron mayor índice de permeabilidad que los pacientes con EII asintomática.

Por tanto, de este estudio se pudo concluir que la presencia de permeabilidad intestinal se asociaba a la presencia de síntomas continuos y que la resolución de la permeabilidad de la mucosa más allá de la cicatrización de la mucosa podría mejorar la calidad de vida de los pacientes con EIIC.

## Obesidad y diabetes *mellitus 2*

La obesidad y la diabetes *mellitus* tipo 2 **han alcanzado tasas preocupantes en los países industrializados.** Además de ciertos factores de riesgo genético que contribuyen a la obesidad, existe un gran número de factores ambientales que influyen en su aparición, como el exceso de calorías en la alimentación, la composición de los alimentos, el grado de ejercicio físico o el gasto energético.

La obesidad se está incrementando en todas las franjas de edad, niveles socioeconómicos y géneros, por lo que no es posible establecer una única causa de este crecimiento. Los estudios científicos recientes indican que la microbiota intestinal —o, mejor dicho, la disbiosis microbiana que se produce en determinadas circunstancias— también contribuye al desarrollo de la diabetes tipo 2 y la obesidad. Este argumento se apoya en el hecho de que el conjunto de genes microbianos que pueden detectarse en individuos obesos es inferior al de individuos sanos, lo que indica una menor diversidad bacteriana.

Una dieta inadecuada ejerce un cambio en la microbiota

que, a su vez, causa un impacto en el desarrollo de la obesidad, la resistencia a la insulina y trastornos asociados al síndrome metabólico —que es como se conoce a un grupo de factores de riesgo de enfermedad cardíaca, diabetes y otros problemas de salud—. Asimismo, el ambiente en casa y centros educativos, los hábitos alimentarios de los padres, la disponibilidad de alimentos y la tendencia al sedentarismo también se encuentran entre las posibles razones de un cambio en la microbiota capaz de provocar el desarrollo de la obesidad.

La obesidad en la infancia aumenta la posibilidad de ser obeso en la etapa adulta, así como el riesgo de desarrollar las patologías asociadas de síndrome metabólico, riesgo cardiovascular y diabetes tipo 2. En varios estudios se ha asociado la obesidad a una mayor proporción del filo *Firmicutes* respecto al de *Bacteroidetes* en la microbiota intestinal. La mayor cantidad de bacterias del filo *Bacteroidetes* se asocia con mayor formación de ácido propiónico, butírico y acético, que se han descrito como protectores frente a la obesidad.

## Enfermedad de hígado graso no alcohólica

La enfermedad de hígado graso no alcohólica, incluida la esteatohepatitis no alcohólica (EHNA), **es una enfermedad cuya prevalencia va en aumento debido al incremento del sobrepeso, la obesidad y el síndrome metabólico en todo el mundo.** No es una enfermedad irrelevante, ya que algunos casos puede evolucionar hacia la cirrosis e incluso el cáncer de hígado. Las alteraciones de la microbiota intestinal, la permeabilidad intestinal y la inflamación sistémica desempeñan un papel importante en la explicación del daño hepático en esta enfermedad.

## Enfermedades alérgicas y respiratorias

Se ha demostrado que existen diferencias en la composición y la actividad del microbioma intestinal entre los pacientes sanos y los atópicos, de modo que en estos últimos hay menos colonización de bifidobacterias, lactobacilos y bacteroides. No se sabe si los cambios en el microbioma conducen a la condición alérgica o viceversa. La hipótesis de la higiene sugiere que el aumento de las enfermedades alérgicas, como el asma, está relacionado con una menor exposición a las infecciones.

## Enfermedades de la piel

**Numerosos estudios documentan el impacto inmunológico y metabólico de la microbiota intestinal en otros órganos del cuerpo, incluida la piel,** a través de los mecanismos de acción de las bacterias comensales y sus metabolitos. Si se produce una disbiosis, la barrera intestinal puede verse afectada de tal manera que se haga más permeable, permitiendo así que las bacterias y los metabolitos intestinales pasen a la corriente sanguínea.

Este fenómeno puede ser, en parte, responsable de la interconexión entre la microbiota intestinal y la cutánea, condicionando la composición de la propia microbiota cutánea, ya que este ADN y los metabolitos bacterianos de origen intestinal presentes en la sangre actúan sobre los queratinocitos y las células T de la piel. Esta activación provocaría, en última instancia, una respuesta inmunológica y metabólica en la piel, que afectaría a la composición microbiana de este órgano.

## Patologías neurológicas y salud mental

**En los últimos años, se han relacionado muchas enfermedades del campo de la salud mental con una alteración del eje microbiota-intestino-cerebro.** Este eje se basa en la comunicación neuroinmunoendocrina, la cual se establece tanto a nivel general como en cada órgano, permitiendo una adecuada homeostasis y, consecuentemente, la salud del individuo. La microbiota intestinal se va a comunicar con los sistemas homeostáticos (el nervioso, el endocrino y el inmunitario) en el intestino y, desde esa localización, a través de diferentes vías, con el cerebro, influyendo en su funcionamiento.

Pero, además de ayudar a mantener las funciones cerebrales, **la microbiota intestinal también puede influir en el desarrollo de trastornos psiquiátricos y neurológicos, incluyendo patologías relacionadas con el estrés, como la ansiedad y la depresión, o trastornos del comportamiento como el autismo.** Como la microbiota ejerce un papel importante en el neurodesarrollo cerebral en edades tempranas de la vida, la disbiosis puede contribuir a alteraciones del neurodesarrollo y a enfermedades mentales en edades posteriores.

### *La enfermedad de Parkinson*

Se trata de una patología en la que, además de los clásicos síntomas como temblor, rigidez en las extremidades, lentitud de movimientos..., existen también problemas de humor y digestivos, alteraciones del sueño, control de los impulsos, etc., que podrían estar relacionados con una alteración del eje microbiota-intestino-cerebro.

Como en el caso de otras enfermedades neurodegenerativas, existe una composición diferente de la microbiota con respecto a las personas sanas, con una disminución de la *Faecalibacterium, Coprococcus Blautia, Prevotella y Prevotellaceae*. Así pues, la excesiva estimulación del sistema inmunológico resultante de la disbiosis, junto con un aumento de la permeabilidad intestinal, podría inducir una inflamación sistémica y la activación de las neuronas y las células gliales entéricas, lo que contribuiría al plegamiento anormal de la alfa-sinucleína subyacente a la enfermedad de Parkinson. Esto abre las puertas a un campo en el que las terapias dirigidas a modificar la composición de la microbiota intestinal podrían ayudar a ralentizar el curso de la enfermedad.

### *La enfermedad de Alzheimer*

Es una enfermedad neurodegenerativa crónica y la causa más común de demencia en los países desarrollados. Aunque, en 2020, John F. Cryan publicó en *Lancet Neurology* un estudio realizado sobre animales de experimentación que conducía a pensar que la microbiota intestinal puede estar implicada en el desarrollo de esta patología, aún se necesitan más estudios para confirmar esta hipótesis. Al igual que en otras enfermedades degenerativas, se postula que la disbiosis de la microbiota puede alterar la permeabilidad de la barrera intestinal y la barrera hematoencefálica (BHE), lo que podría abrir nuevas dianas terapéuticas.

### *Esclerosis múltiple*

La esclerosis múltiple es una enfermedad inflamatoria, desmielinizante y degenerativa crónica que afecta al sistema nervioso central. Aunque en su desarrollo intervienen factores genéticos y ambientales, se ha considerado que la microbiota es un nuevo factor ambiental que podría modular el sistema inmunológico del huésped, contribuyendo así a desencadenar los procesos que conducen a la desmielinización y posterior degeneración. Varios estudios, entre ellos el del Dr. Strati en 2017, han demostrado que las alteraciones de la microbiota intestinal pueden tener un efecto proinflamatorio en estos pacientes. Todo esto puede tener implicaciones terapéuticas favoreciendo el predominio de ciertos microorganismos como los *Lactobacillus*, *Bacteroides* o *Prevotella*, que tienen un efecto antiinflamatorio.

### *Autismo*

Cada vez hay más pruebas que sugieren que la microbiota intestinal tiene un papel importante en la fisiopatología del trastorno del espectro autista (TEA). Las diferencias en la composición de la microbiota intestinal en niños con TEA en comparación con hermanos no afectados y/o sanos se han reportado en varios estudios, como el de los doctores Mingyu y Xuefeng. Las tasas de diagnóstico de TEA han aumentado dramáticamente en los últimos años. Factores de riesgo no genéticos, entre ellos los factores relacionados con la madre y el embarazo, como las infecciones intrauterinas y la exposición a los medicamentos, han aumentado a un ritmo que no puede ser explicado únicamente mediante factores genéticos. Además, hay un creciente interés en la microbiota intestinal en relación con el TEA.

Los niños con autismo a menudo presentan síntomas digestivos, como diarrea, dolor abdominal, estreñimiento y reflujo gastroesofágico. Un metaanálisis llevado a cabo por la Dra. McElhanon en 2014 concluyó que había un riesgo tres veces mayor de síntomas gastrointestinales en los niños con TEA que en los que no lo tenían.

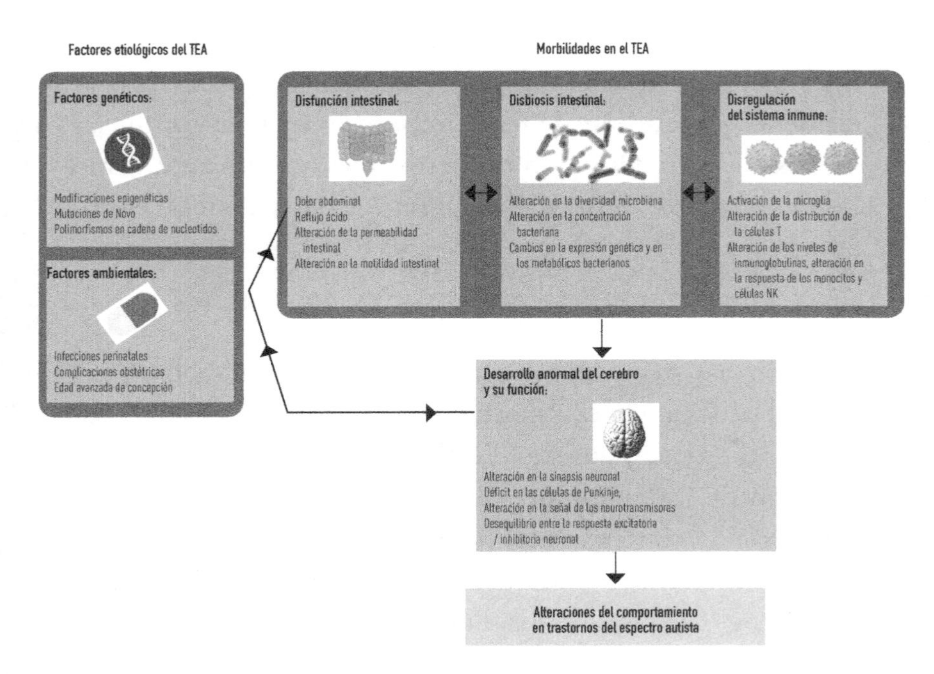


**Figura 17.** Factores implicados en el desarrollo del autismo.

Otros estudios, como el del Dr. Dinyadarshini en 2020, han sugerido que las alteraciones en la composición de la microbiota intestinal en niños con TEA pueden contribuir a los síntomas gastrointestinales y neurológicos. Si la microbiota intestinal desempeña un papel en la fisiopatología, puede haber posibilidades de un tratamiento mediante la intervención de la microbiota intestinal.

Entre las especies que son significativamente más abundantes en los niños autistas se encuentran el *Clostridium,* la *Sutterella,* el *Desulfovibrio* y el *Lactobacillus.* Sin embargo, los resultados no son coherentes en todos los estudios.

En varios estudios, de entre los que destaca el llevado a cabo por el Dr. Florentino, en 2016, se acentúa un aumento de la permeabilidad intestinal en los pacientes con TEA en comparación con los controles, por lo que el tratamiento de la permeabilidad intestinal puede ayudar en la mejora y calidad de vida de estos pacientes.

### *Esquizofrenia*

El Dr. Tinan realizó investigaciones sobre la microbiota intestinal en pacientes con esquizofrenia —en contraste con pacientes sanos— y halló una baja abundancia de *Firmicutes.* Por su parte, el Dr. Dickerson, en 2014, reveló un aumento en *Lactobacillus* en pacientes con primer episodio psicótico en comparación con los controles. Además, el perfil anómalo de microbiota se asoció con una mayor gravedad de los síntomas positivos y un peor funcionamiento general.

## Enfermedades articulares

**Cada vez hay más estudios que apuestan por una implicación de la microbiota intestinal en el desarrollo y evolución de las enfermedades articulares.** Un ejemplo es la artritis reumatoide (AR), que se ha asociado cada vez más con alteraciones en la microbiota intestinal. En un estudio llevado a cabo por el Dr. Hammad, en 2020, se comparó la microbiota intestinal en pacientes con AR en relación con la de personas sanas. Y no solo se objetivaron diferencias, sino que, tras el tratamiento para la AR, se apreciaron cambios en la microbiota intestinal a favor de una microbiota beneficiosa.

## Cáncer

En el cáncer de colon (CCR), ha tenido gran relevancia *Fusobacterium nucleatum*. Las especies de *Fusobacterium* forman parte del microbioma intestinal en los humanos. El estudio que el Dr. Tomomitsu llevó a cabo en 2014 ha identificado una sobrerrepresentación de *Fusobacterium* en los tejidos de cáncer colorrectal. Pero aún no está claro si es un factor que ayuda al desarrollo del tumor o simplemente un epofenómeno (fenómeno secundario que acompaña o sigue a un fenómeno primario, sin constituir parte esencial de él y sin que aparentemente ejerza influencia).

Por su parte, el Dr. Zhou, en 2018, evaluó la relación entre la presencia de *Fusobacterium* y las características en los CCR. Se analizó la bacteria en 149 biopsias de colon con CCR: 89

biopsias de tejido normal adyacente al tejido tumoral y 72 biopsias de mucosa de colon de personas sanas. Como era de esperar, el *Fusobacterium* también se detectó en las mucosas de apariencia normal, tanto de las de cáncer como de las libres de cáncer. Pero la cantidad de bacterias fue mucho menor en comparación con los tejidos de cáncer colorrectal.

## Intolerancias alimentarias

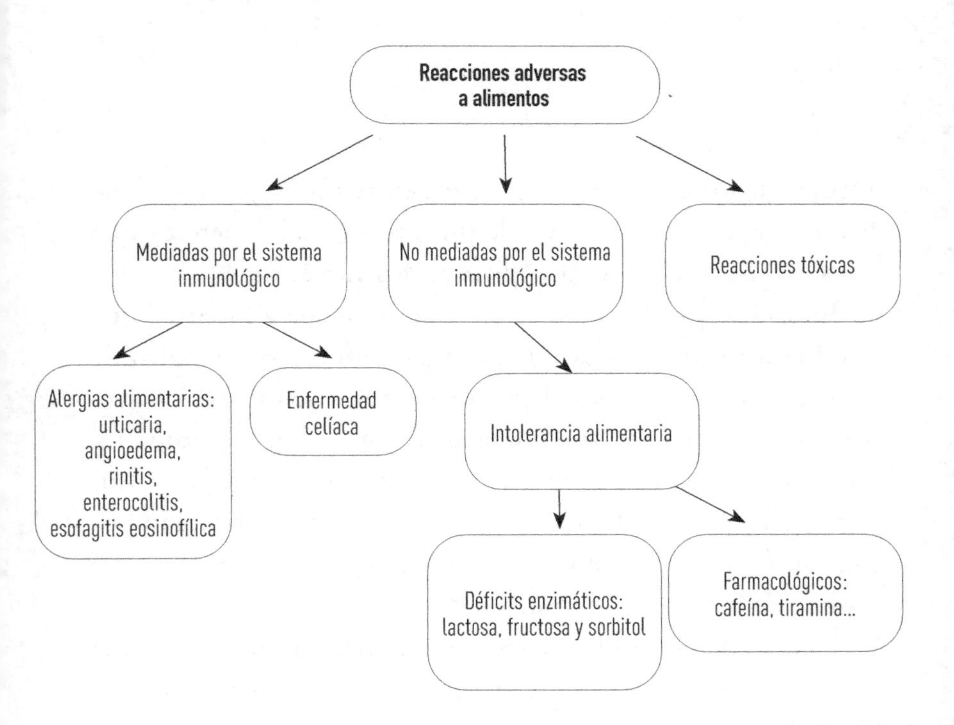


**Tabla 3.** Reacciones adversas a alimentos.

La intolerancia alimentaria es común en el mundo moderno y, dependiendo de los métodos de recogida de datos y definiciones, podría llegar a afectar hasta un 15-20 % de la población. La mayoría de las personas con intolerancia alimentaria reportan síntomas gastrointestinales. Las intolerancias alimentarias más comunes son:

1. cereales (especialmente trigo),
2. café,
3. leche,
4. judías,
5. cebolla.

Dentro de los trastornos digestivos, entre un 50 y un 84 % de los pacientes con síndrome de intestino irritable percibe que sus síntomas están relacionados con los alimentos.

**En este capítulo solo vamos a abordar los alimentos que produzcan intolerancia y no alergia alimentaria.** Dentro de las reacciones adversas a alimentos también se incluyen las reacciones tóxicas, que son aquellas que se originan porque un alimento está en mal estado —por ejemplo, cuando se consume un huevo en mal estado y se provoca una intoxicación por salmonela, o como cuando se come un pescado en mal estado y se desencadena una escombroidosis—.

Dentro de las intolerancias alimentarias como tal, hay una serie de sustancias químicas presentes en los alimentos con actividad farmacológica potencial, entre las que se incluyen los salicilatos (café, té, manzana, plátano...), las aminas vasoactivas (como la histamina, presente en quesos, pescados...), los glutamatos (como el glutamato monosódico, presente en el tomate y el queso) y la cafeína.

**Por otro lado, se encuentran las intolerancias alimentarias debidas a déficits de enzimas, entre las que destacan:**

1. **Intolerancia a lactosa:** La lactosa es un disacárido (unión de dos glúcidos o azúcares) presente en la leche de mamífero, que se descompone en sus monosacáridos constituyentes —glucosa y galactosa— en el yeyuno gracias a una enzima (la lactasa), antes de su absorción en otros tramos del intestino. La lactasa es esencial durante el desarrollo de los bebés antes de que comience el destete, después de lo cual hay una disminución gradual de la actividad de la lactasa que varía dependiendo de la etnia.

   En la mayoría de los humanos se produce una disminución o desaparición de la actividad de la lactasa del intestino tras el destete. Sin embargo, hay adultos que sí presentan una elevada actividad de lactasa, lo que les permite la digestión de una gran cantidad de lactosa.

   Cuando no se puede digerir la lactosa por una inadecuada actividad de lactasa, esta llega al colon, donde es digerida por las bacterias endoluminales. Cuando esa mala digestión de lactosa produce síntomas —como diarrea o distensión abdominal— es cuando se diagnostica una intolerancia a la lactosa. No obstante, existen muchas enfermedades que producen una mala absorción secundaria, como son la enfermedad inflamatoria intestinal o la celiaquía, entre otras.

2. **Intolerancia a fructosa:** La fructosa es un monosacárido que está presente de forma natural en la fruta y la miel. Se utiliza cada vez más en la industria alimentaria, comúnmente como jarabe de maíz de alta fructosa.

   La absorción de la fructosa se lleva a cabo a través de una proteína transportadora (GLUT5) en el intestino delgado. Cuando la fructosa es ingerida en grandes cantidades, la capacidad del intestino para absorber fructosa es sobrepasada, desarrollándose mala absorción de fructosa y, en ocasiones, síntomas asociados a esa mala absorción.

   El mecanismo de absorción de la fructosa es aún más complejo, ya que interviene otro transportador no específico compartido con la glucosa y galactosa denominado GLUT2. Así, unos niveles elevados de glucosa en la luz intestinal estimulan el GLUT2 y facilitan además de forma significativa el transporte de fructosa.

   Por consiguiente, en presencia de glucosa, se pueden absorber altas cantidades de fructosa sin dificultad. Pero, sin glucosa, la absorción de fructosa disminuye considerablemente. Así, la mezcla de glucosa y fructosa en la luz intestinal facilita la actuación de los transportadores de fructosa de una forma significativa, permitiendo que los pacientes intolerantes a la fructosa puedan consumir sin problemas sacarosa o azúcar común.

   Los fructanos son hidratos de carbono de cadena corta formados por varias fructosas. Los fructanos son mal absorbidos casi en su totalidad, ya que el intestino de los mamíferos no contiene enzimas que puedan escindir los enlaces de fructosa-fructosa. Una vez en el colon, los fructanos son selectivamente rotos por enzimas producidas por bacterias residentes, incluyendo *Bifidobacterium* y *Lactobacillus*. Por tanto, los fructanos son considerados como prebióticos al reportar beneficios al huésped y promocionar la salud.

Podemos encontrar fructanos en plantas, particularmente en aquellas procedentes de las gramíneas (como centeno, trigo, avena o cebada), *liliaceae* (cebollas, puerros o espárragos) y *compositae* (alcachofa, lechuga o girasol). Los fructanos incluyen la inulina, la oligofructosa y los fructooligosacáridos. Se producen naturalmente como carbohidratos de almacenamiento en una variedad de cereales y hortalizas (por ejemplo en la alcachofa, el ajo, el puerro o la cebolla) y se añaden a los alimentos por sus propiedades prebióticas (como es el caso de los fructooligosacáridos, la inulina y la oligofructosa).

El trigo contiene aproximadamente el 1 % de los fructanos en peso. Sin embargo, aporta más de dos tercios de la ingesta alimentaria de inulina y oligofructosa, debido a que se consume en cantidades muy elevadas como un alimento básico.

3. **Intolerancia a sorbitol:** El sorbitol se encuentra de manera natural en los alimentos como peras, manzanas, cerezas, membrillo, melocotones... Además, se emplea como edulcorante en muchos alimentos manufacturados, sobre todo en los dietéticos y en los procesados. Es el aditivo E-420. La enzima aldosa-reductasa es la encargada de degradar el sorbitol.

4. **Histamina:** Las proteínas son nutrientes esenciales para el ser humano, compuestas por aminoácidos, que se digieren en varias fases:
    1. Fase gástrica: En la que se convierten en polipéptidos (más de diez aminoácidos).
    2. Fase intestinal, a través de enzimas pancreáticas: En la que los polipéptidos se convierten en oligopéptidos (entre dos y diez aminoácidos).
    3. Fase intestinal, más distal: Los oligopéptidos se transforman en dipéptidos y/o tripéptidos (entre dos y tres aminoácidos).
    4. Fase intestino grueso: Una parte de las proteínas escapan a los procesos anteriores y llegan al intestino grueso, siendo degradadas por la microbiota proteolítica, transformándose en aminas biógenas y ácidos grasos de cadena corta. Este tipo de microbiota tiene un grupo de enzimas llamadas descarboxilasas, que degradan el remanente de proteínas que llegan al intestino grueso en forma de aminoácidos, entre ellos la histidina. Si esta microbiota es normal, la histidina se transforma en histamina, que es degradada por la enzima diamino-oxidasa (DAO) y no se acumula en nuestro organismo. La histamina se acumula en mastocitos. Y, si hay una sobreproducción de histamina, la DAO producida en el enterocito degrada ese exceso.

***Las causas por las que puede existir un aumento de histamina son:***

- Alteraciones genéticas que provoquen una disminución de la producción de la enzima. Son muy poco frecuentes, ya que el gen que codifica la DAO tiene muchas formas (polimórfico), y solo se ha demostrado que un polimorfismo concreto está asociado a la deficiencia de DAO.
- Disbiosis intestinal, con aumento de microbiota proteolítica, que genera exceso de histamina.
- Alteración en la pared intestinal, por lo que no se pueda liberar DAO.
- Fármacos que inhiben la DAO: analgésicos (metamizol), antibióticos (como el ácido clavulánico), antiarrítmicos, antidepresivos, antihipertensivos, diuréticos, mucolíticos, procinéticos, dobutamina.
- Fármacos que liberan histamina, como analgésicos o relajantes musculares.

Por otro lado, las aminas biógenas son la histamina, la espermina, la tiramina, la putrescina... La histamina se puede unir a varios receptores que se encuentran en nuestro organismo y producir un efecto distinto en cada uno de ellos:

- Receptor H1: Se encuentra en el músculo liso de la vía aérea y gastrointestinal, aparato cardiovascular, médula suprarrenal, linfocitos y sistema nervioso central. Aquí se va a producir secreción de moco, contracción del músculo liso bronquial y liberación de hormonas, que pueden producir diarrea, urticaria, rinitis, hipotensión, prurito...

- Receptor H2: En sistema nervioso central (corazón, músculo liso, útero, astrocitos). Por lo que produce un aumento de la secreción de ácido gástrico y la relajación del músculo liso bronquial.
- Receptor H3: En neuronas del sistema nervioso central y mastocitos gástricos. Inhibe la secreción de ácido gástrico, así como la vasodilatación de vasos cerebrales.
- Receptor H4: En pulmón, hígado, bazo, sistema nervioso central. Se encarga de diversas respuestas inmunes.

### CONSEJOS PRÁCTICOS

**Listado de enfermedades en las que se ha evidenciado científicamente una disbiosis, y en las que se ha corroborado la presencia de un desequilibrio de la microbiota intestinal:**

- síndrome de intestino irritable,
- enfermedad inflamatoria intestinal,
- diarrea infecciosa aguda,
- diarrea asociada a antibióticos,
- infección por *H. pylori*,
- intolerancias alimentarias,
- enfermedad celíaca,
- enfermedad diverticular,
- estreñimiento crónico funcional,
- esteatohepatitis no alcohólica,
- obesidad y diabetes *mellitus* tipo 2,
- algunos tumores,
- enfermedad de Parkinson,
- trastorno del espectro autista y TDAH,
- artritis reumatoide,
- dermatitis atópica,
- depresión, ansiedad.

**MENSAJES PARA LLEVAR A CASA**

1. La microbiota y la permeabilidad intestinales desempeñan un papel importante en el desarrollo del síndrome de intestino irritable y la enfermedad inflamatoria intestinal.
2. En algunas enfermedades articulares y de la piel, parece que el desequilibrio de la microbiota intestinal podría ser un factor a la hora del desarrollo de la enfermedad.
3. En niños con autismo se objetiva un desequilibrio de la microbiota intestinal en comparación con niños sanos.
4. Tanto en la diarrea aguda como en la diarrea producida por antibióticos se objetiva un desequilibrio de la microbiota intestinal.

# 13. Recuperación del equilibrio intestinal

Se llama Marta. No debe de tener más de cuarenta años.

En cuanto entra por la puerta, percibo en ella la misma ilusión y esperanza que destilaba su voz al teléfono durante nuestra conversación de ayer.

Pero también detecto en su rostro «La Mirada».

Esa forma tan característica de escrutar con la vista que conozco tan bien, porque es la misma que se adivina en los ojos de la mayoría de mis pacientes las primeras veces que llegan a mi consulta.

Ella sonríe y trata de mostrarse amable. Pero sé que, en el fondo, está asustada. Lo percibo tan pronto como toma asiento frente a mí. Mientras me presento, noto en su rostro la tensión típica de la preocupación que atenaza a aquellos de mis pacientes que no desean confiarse y dar rienda suelta a la creencia de que tienen alguna posibilidad de mejorar.

Comienzo consultándole por sus antecedentes personales y familiares, enfermedades, toma de medicación, situaciones de estrés... Además, la invito a que me refiera sucintamente su diario de alimentación. Ella responde diligentemente a todas mis preguntas. Incluso hace hincapié en que, desde que ha estrechado su relación con Roberto, se ha incrementado notablemente su actividad física y que, además, practica asiduamente *mindfulness*.

Sin embargo, apenas comienza a hablarme sobre los síntomas de sus trastornos digestivos, el tono de su voz, suave y cálido al principio, se convierte en tembloroso, a medida que me va refiriendo los más de cinco años que lleva sufriendo dolor abdominal y diarrea.

Malestares y trastornos a los que, con el paso del tiempo, se les han ido sumando las intolerancias cada vez mayores a determinados alimentos y la hinchazón de tripa:

—¡Fíjate hasta qué punto me aumenta la tripa a lo largo del día que, en ocasiones, me llegan a ceder el asiento en el autobús! —reconoce con los ojos humedecidos.

Desde hace un par de años, apenas mantiene vida social, porque le da miedo ir a cenar y empezar con dolor de tripa, o tener que salir corriendo en busca de un baño y que no haya uno disponible en las proximidades. Incluso me confiesa que ni siquiera con el propio Roberto había hablado abiertamente de sus trastornos digestivos hasta ayer mismo.

A pesar de que se define a sí misma como una persona alegre y risueña, positiva y dinámica, entregada a sus hijos y a su pareja, Marta también reconoce que cada día le cuesta más levantarse de la cama. Según me dice, se despierta tremendamente cansada, presa de un permanente sentimiento de tristeza. Sufre una fatiga tan fuerte y las cefaleas se han vuelto tan habituales que, incluso, le impiden desarrollar su trabajo de una forma normal. Motivo por el cual ha decidido solicitar una baja laboral.

A medida que se va tranquilizando, Marta también me hace partícipe de lo que ella denomina como su «peregrinaje» por distintos médicos desde hace más de tres años. Se ha sometido a pruebas digestivas de todo tipo: colonoscopias, analíticas, pruebas de heces..., cuyos resultados siempre son aparentemente «normales».

—Sé que de lo que tengo no me voy a morir —me dice—. Pero esta no es vida. Reconozco que siempre he sido una persona nerviosa —me confiesa como si necesitase justificarse—, y que mis últimos años han sido una montaña rusa a nivel personal. Estoy segura de que todo ello ha debido de influir en mis síntomas. Pero también pienso que esto no puede ser así para siempre.

Las lágrimas vuelven a aflorar. Esta vez arrecian con más fuerza si cabe. Marta necesita un par de minutos para volver a tranquilizarse, antes de continuar diciendo:

—Varios médicos me han dicho que tengo que estar tranquila y que evite comer lo que me sienta mal. ¡Como si eso fuera tan fácil! He probado mil dietas. Y, aunque mejoro al principio, luego no solo vuelven a aparecer mis síntomas, sino que además vienen acompañados de algunos nuevos. ¡Por si tuviera poco...!

Su voz vuelve a quebrarse. Procuro tranquilizarla explicándole que, como deduje a partir de nuestra conversación telefónica, todo apunta a que lo que tiene es un síndrome de intestino irritable. Soy capaz de percibir un brillo de esperanza en sus ojos cuando le aseguro que el suyo es un trastorno en el que cada vez se está haciendo más investigación. Hasta el punto de que hoy ya se sabe que la microbiota intestinal y la permeabilidad del intestino están implicadas en su desarrollo.

No obstante, a todos mis pacientes —y Marta no es una excepción— los prevengo de que, para poder poner un correcto tratamiento, necesitaré hacerles algunas pruebas más, además de tener en cuenta todos sus antecedentes personales. También le explico a Marta que las primeras semanas del tratamiento tendrán como objetivo paliar el dolor abdominal y la diarrea. En ese sentido, aparte de elaborar expresamente para ella una serie de recomendaciones nutricionales, hago mucho hincapié en la importancia de continuar con la práctica diaria de ejercicio físico y de *mindfulness*. Por último, le prescribo el uso de probióticos, garantizándole que, con todo ello, podrá experimentar una notable mejoría en su calidad de vida, tanto a nivel físico como emocional.

—¿Probióticos...? —me pregunta Marta.

## ¿Qué son los probióticos?

Según la OMS, los probióticos son **microorganismos vivos que, cuando se administran en una cantidad adecuada, confieren beneficio para la salud al huésped.**

*Efectos sobre la salud de los probióticos:*

- **Sobre el sistema inmune**: La microbiota es clave para el estímulo del desarrollo y la función de nuestro sistema de defensa. Sus efectos inmunomoduladores varían según el tipo de cepa probiótica. La acción sobre el sistema inmune tiene algunas manifestaciones relevantes, como son:

- La estimulación de la producción de inmunoglobulina A —en especial la IgA intestinal, que es la que se encarga de que los patógenos invasores (virus y bacterias) no penetren en la sangre, actuando como una barrera protectora—.
- La posible participación en la regulación de la producción de citoquinas, con un efecto estimulador sobre las antiinflamatorias (IL-10 y TGF-β), lo cual es relevante porque inhiben el efecto inflamatorio de las citoquinas que están implicadas en el desarrollo de ciertas enfermedades.
- Un efecto inhibidor sobre las proinflamatorias (IL-12, TNF-α y IFN-γ), que contribuyen al desarrollo de varias enfermedades.
- Y en la acción de los receptores *toll-like*, aquellos que forman parte del sistema inmune y se activan para producir una respuesta inmune concreta. Cuando estos receptores, que se encuentran en las células del intestino, detectan bacterias patógenas, se activan y mandan una señal al sistema inmune local del intestino para poder neutralizar esa señal.

• **Sobre la adhesión de patógenos a la mucosa intestinal**: Los probióticos tienen una acción antagonista contra patógenos, ya que compiten directamente con ellos por la ocupación de los nichos ecológicos. Al ser la adhesión un primer requisito de la colonización y de la invasión e infección, se evita la manifestación de la enfermedad. La adhesión de los probióticos al moco intestinal puede potenciarse por la acción sinérgica entre varios de ellos, como ocurre en algunas especies de bifidobacterias y lactobacilos.

- **Acción antimicrobiana:** Los probióticos producen sustancias antibacterianas (bacteriocinas) que actúan como antibióticos locales, con acción directa sobre los gérmenes patógenos. También producen inhibidores del crecimiento de bacterias patógenas, como son los ácidos orgánicos y el peróxido de hidrógeno.
- **Acción sobre la permeabilidad intestinal:** Los probióticos reducen la permeabilidad intestinal, potenciando el efecto de barrera epitelial en la recuperación de una gastroenteritis aguda. Los lactobacilos y las bifidobacterias promueven la integridad funcional de la mucosa intestinal.
- **Producción de nutrientes:** Los probióticos producen nutrientes como vitaminas, ácidos orgánicos, aminoácidos, poliaminas, factores de crecimiento, antioxidantes y también energía. Compiten con las bacterias patógenas por estos sustratos nutritivos a favor del huésped.

***Para que determinados microorganismos puedan considerarse probióticos deben cumplir los siguientes criterios:***

1. **Seguridad biológica.** Debe ser una cepa no patógena, que no cause reacciones inmunes dañinas y no sea portadora de resistencias a antibióticos. Es la propia OMS la que así lo ha establecido. Cada probiótico debe tener ensayos clínicos que confirmen esta característica.
2. **Origen preferentemente humano.** Aunque también se ha utilizado algún probiótico de origen no humano y seguridad demostrada, como el *Saccharomyces cerevisiae*.
3. **Resistencia a la acidez gástrica y jugos biliares.** Para asegurarnos de que los microorganismos incluidos en el pro-

biótico lleguen intactos al colon, donde deben hacer su función.

4. **Capacidad de adhesión a las superficies epiteliales y de prevenir la adhesión y colonización de patógenos.** Los microorganismos que están en el probiótico, al llegar al colon, se unen a las células intestinales y las protegen de la invasión de otros organismos patógenos.
5. **Sobrevivir en el ecosistema intestinal.** Tienen que ser viables y estables cuando llegan a su lugar de acción en el intestino, con capacidad de proliferación rápida.
6. **Capacidad de inmunoestimulación sobre las personas.** Sin efectos proinflamatorios, demostrado científicamente con ensayos clínicos.

**Clasificación de los probióticos:**

1. **Fermentos lácticos:** Capaces de producir el ácido láctico por la fermentación de ciertos azúcares tales como la lactosa. Dentro de ellos están:
   - *a.* ***Lactobacillus*: de origen humano o animal.** Se encuentran en el tracto gastrointestinal, urinario y genital. Producen ácido láctico, que inhibe el crecimiento de bacterias patógenas.
     - *L. bulgaris:* Fermento clásico del yogur ausente en la microbiota normal del ser humano. Resiste muy mal la acidez gástrica y, por tanto, tiene poca capacidad de supervivencia en el intestino.
     - *L. acidophilus:* Está presente en la microbiota normal

y ofrece una buena resistencia a la acidez gástrica. Presenta una alta capacidad de adherencia a las células intestinales y permanece de manera duradera en el tubo digestivo. Se altera a temperatura ambiente, por lo que no se puede aportar a través de los yogures pasteurizados.

– *Enterococcus y Streptococcus:* Son bacterias presentes en nuestra microbiota intestinal normal y productoras de ácido láctico.

*b. Bifidobacterium*: **de origen humano o animal.** Pertenecen a la microbiota intestinal normal. Contribuyen a la síntesis de vitaminas en el intestino —entre otras las del grupo B— y facilitan la absorción de nutrientes estimulando la actividad enzimática.

– Levaduras tipo *Saccharomyces*: Son usadas para la industria agroalimentaria (vino, cerveza, pan).
– Otras bacterias esporuladas: *Bacillus subtillius y cereus.*

***¿De dónde proceden los nombres que reciben los probióticos?***
Los probióticos se catalogan con base en su género, especie y una designación alfanumérica que alude a la cepa. Por ejemplo, en el caso de *Lactobacillus casei* DN-114, el término *Lactobacillus* se corresponde con el género, *casei* indica la especie y DN-114 se refiere a la cepa.

Los probióticos los podemos encontrar en determinados alimentos como yogur sin azúcar, yogur de soja, kéfir, chocolate negro, alcachofas, espirulina, chucrut, o encurtidos, entre otros, o como preparados comerciales.

***¿Todos los preparados etiquetados como probióticos son eficaces?***

Para su valoración seguiremos la Guía de la Organización Mundial de Gastroenterología sobre Prebióticos y Probióticos, que especifica lo que debe expresar la etiqueta para que el prescriptor, el dispensador y el consumidor entiendan cuál es el beneficio de un probiótico:

1. El género y la especie con nomenclatura específica consistente con los nombres científicos.
2. Designación de la cepa específica.
3. Recuento de microorganismos viables de cada cepa.
4. Condiciones de almacenamiento recomendadas y seguridad de las mismas.
5. Dosis recomendada para la inducción del efecto beneficioso y descripción del mismo.
6. Información de contacto para la vigilancia poscomercialización.

## ¿Qué son los prebióticos?

**Son ingredientes no digeribles de los alimentos, fundamentalmente azúcares, que afectan beneficiosamente al huésped por una estimulación selectiva del crecimiento y/o actividad de una bacteria —o un limitado grupo de ellas— en el colon.**

***Existen diferentes tipos y fuentes naturales de prebióticos:***

1. Fructooligosacáridos (FOS): achicoria, cebolla, ajo, alcachofa, puerro, espárragos.
2. Inulina.
3. Galactooligosacáridos (GOS): leche, legumbre.
4. Xilo-oligosacáridos (XOS): fruta, verduras, miel y leche.
5. Isomalto-oligosacáridos (IMOS): soja y miel.
6. Lactulosa.
7. Almidón resistente, del que existen varios tipos:
   - Tipo 1: Almidón no digerible al estar protegido por las paredes celulares vegetales. Se encuentra en legumbres, cereales y semillas.
   - Tipo 2: No digerible, por su alto contenido en amilosa. Se encuentra en la patata cruda y el plátano verde. Si se utilizan altas temperaturas al cocinar y luego se enfría, se hace digerible.
   - Tipo 3: O almidón retrogradado, ya que se forma cuando ciertos tipos de almidón son calentados y enfriados posteriormente.
   - Tipo 4: Almidón artificial modificado químicamente. No existe en la naturaleza.

Asimismo, el almidón resistente:

- Reduce los niveles de glucosa en sangre posteriores a la comida y mejora la sensibilidad a la insulina.
- Mejora la integridad de la mucosa intestinal y el funcionamiento del sistema inmunológico.
- Reduce la permeabilidad intestinal.
- Favorece el crecimiento de *Akkermansia Muciniphila* y

*Faecalibacterium prausnitzii*, que tienen una acción antiinflamatoria y están implicados en la formación del moco intestinal.
- Mejora el tránsito intestinal, manteniendo el crecimiento y las funciones de la mucosa y el balance de agua, proporcionando energía y nutrientes e incrementando la resistencia contra patógenos invasores.

Entre los **alimentos con efecto prebiótico** se encuentran las alcachofas, la achicoria, las legumbres, la cebolla, el ajo, el puerro, los espárragos y el arroz integral.

Son **alimentos ricos en almidón resistente** los plátanos no del todo maduros, los copos de avena, los guisantes ultracongelados, las judías blancas, las lentejas, los fideos enfriados y las patatas cocidas una vez enfriadas.

Los **alimentos conocidos por su efecto antibiótico** son el ajo, el orégano, la cebolla, el jengibre, la melisa, el tomillo, el propóleo, la equinácea, el romero, la menta y la salvia.

## ¿Cuáles son los alimentos simbióticos?

Son aquellos en los que se combinan prebióticos con probióticos, creando una sinergia entre ambos y potenciando la salud de la persona. Entre los alimentos simbióticos se encuentran por regla general los lácteos, tanto en forma líquida como en yogur.

## ¿Y los posbióticos?

Los posbióticos son preparaciones de microorganismos inanimados —y/o sus componentes— que proporcionan un beneficio para la salud. Al elegir un posbiótico debemos comprobar que figura el microorganismo que se ha utilizado y el método de inactivación. Sus efectos son:

1. **Efecto inmunomodulador**: Regulan el sistema inmune de nuestro cuerpo. Los más ampliamente estudiados son *Bacillus coagulans, Bifidobacterium breve, Streptococcus thermophilus.*
2. **Efectos antitumorales:** *Propionibacterium freudenreichii* y *L. rhamnosus* GG han demostrado eficacia en el desarrollo de determinados tumores en laboratorio.
3. **Prevención de infecciones:** Útiles en el desarrollo de diarreas por determinados patógenos, como *L. paracasei* y *L. rhamnosus* GG.
4. **Efecto antiateroesclerótico:** En condiciones de laboratorio se ha evidenciado que los *Lactobacillus* tienen la capacidad de evitar la producción de placas de colesterol en las arterias y sus consecuencias negativas para el ser humano, como infarto cerebral o cardíaco.

## Estrategias terapéuticas en la regulación de la permeabilidad intestinal

Cada vez sabemos más sobre la implicación de determinados factores como la dieta, los oligoelementos, los probióticos y los prebióticos en la regulación de la barrera intestinal. Varios estudios en animales, siendo el más relevante el del Dr. Brandtzaeg en 2011, demostraron los efectos de las dietas altas en grasas en la composición de la microbiota intestinal y en la permeabilidad intestinal.

Se ha confirmado que la vitamina A regula el crecimiento y la diferenciación de las células intestinales. La dieta deficiente en vitamina A provoca alteraciones en la microbiota autóctona y una disminución de la altura de las vellosidades de intestino delgado. También la vitamina D parece desempeñar un importante papel en la barrera intestinal. Estudios en ratones inactivados con el receptor de vitamina D mostraron que la deficiencia de vitamina D podría comprometer la barrera mucosa.

En cuanto a los ácidos grasos de cadena corta (AGCC) como acetato, propionato, butirato y valerato, que se producen por fermentación microbiana intestinal de carbohidratos dietéticos no digeridos en el colon, desempeñan un papel en el mantenimiento de la barrera intestinal.

### *Prebióticos*

Además de los efectos de los productos de fermentación de prebióticos como los AGCC, los prebióticos por sí solos podrían tener efectos estabilizadores sobre la barrera intestinal.

***Probióticos***

Existen varios estudios que valoraron el uso de probióticos para promover la integridad de la barrera intestinal. El Dr. Zyrek en 2007 demostró que el probiótico *E. coli* Nissle 1917 (EcN) previene la interrupción de la barrera causada por la infección de las células T84 y Caco-2 con una cepa de *E. coli* enteropatógena. Los metabolitos secretados por *Bifidobacterium infantis* Y1 producen un aumento de la expresión de ZO-1 y ocludina, y aumentan la resistencia de la barrera intestinal. Asimismo, se probó que otra cepa probiótica, *Lactobacillus plantarum* MB452, induce la transcripción de los genes ocludina y cingulina.

Es importante destacar el estudio que el Dr. Anderson llevó a cabo en 2010, y gracias al cual se demostró que *L. plantarum* puede regular las proteínas de las uniones intercelulares epiteliales. Otras cepas que tienen efectos protectores sobre la barrera intestinal *in vitro* son *L. salivarius* UCC118 y CCUG38008, *L. rhamnosus* GG, la cepa *Lactobacillus casei* DN-114 001 y la cepa *L. casei* Shirota.

## Complementos nutricionales

**En condiciones normales, una dieta adecuada y equilibrada puede proporcionar todos los nutrientes necesarios para el normal desarrollo y mantenimiento de nuestro organismo. Sin embargo, las investigaciones realizadas demuestran que esta situación ideal no se da en la práctica para todos los nutrientes, ni para todos los grupos de población.**

Los complementos nutricionales son, según la directiva europea, productos alimenticios:

a) cuyo fin es complementar la dieta normal;
b) que consisten en fuentes concentradas de nutrientes, o de otras sustancias que tienen un efecto nutricional o fisiológico, en forma simple o combinada;
c) y que se comercializan en forma dosificada, en cápsulas, pastillas o ampollas.

Los complementos no tienen exigencias específicas de calidad, pero sí que han de tener una calidad media y unos métodos de producción adecuados. Además de los probióticos, prebióticos, simbióticos y posbióticos, que se consideran como complementos nutricionales, existen otros tipos, que veremos a continuación:

### *1. ÁCIDOS GRASOS INSATURADOS: **omega 3, omega 6 y omega 9***

- **Existen tres tipos de ácidos grasos omega 3:** el ácido gamma-linolénico (GLA), el ácido docosahexaenoico (DHA) y el ácido eicosapentaenoico (EPA). Diversos estudios han demostrado que estos ácidos son eficaces en trastornos cardiovasculares, inflamatorios y autoinmunes. Se encuentran en la mayoría de grasas de pescado azul, como el salmón o la sardina. El DHA se asocia al EPA: 5 gramos de pescado contienen 150-550 mg de EPA y 70-300 de DHA. Se deben evitar con el uso de anticoagulantes. La dosis de GLA es de entre 300-1000 mg al día. Se encuentra en el aceite de borraja, en la avena, el centeno y la espirulina.

- **Los ácidos grasos omega 6** se aíslan en el aceite de semillas de onagra y en semillas de borraja.
- Los efectos biológicos de **los ácidos grasos omega 9** son mediados por sus interacciones con los ácidos grasos omega 3 y omega 6.

### *2. FITOESTEROLES*

Son **esteroles naturales de origen vegetal presentes en pequeñas cantidades en algunos alimentos, como el aceite de oliva, las almendras, el aceite de semillas de soja, las alubias o el plátano.** Los fitoesteroles bloquean la absorción intestinal del colesterol, produciendo así una bajada de los niveles plasmáticos del colesterol total y del colesterol LDL sin modificar los niveles de HDL.

### *3. ALGAS*

Las algas **contienen agua (90 %), vitaminas, minerales (yodo, arsénico) y proteínas.** Además, tienen un alto contenido en clorofilas (buena fuente de magnesio) y en polisacáridos medicinales (como alginatos o celulosa) y manitol. **Las principales propiedades de las algas son las siguientes:**

a) acción antioxidante,
b) acción inmunoestimulante,
c) acción antihipertensiva e hipolipemiante.

***Los principales tipos de algas son:***

a) rojas: agar-agar, gracilaria, dulce, nori;
b) pardas: arame, hiromi, wakame;

c) verdes: clorela;
d) azules: espirulina.

El **agar-agar** es útil en el sistema digestivo, al ser regulador de las heces y el crecimiento de ciertas bacterias. La dosis recomendada es de 8-16 g al día disuelto en agua caliente. No se debe tomar con otros medicamentos, ya que puede retrasar su absorción.

La **clorela** es un alga verde. Se utiliza como complemento alimenticio, ya que es una fuente de nutrientes. Mejora la inmunidad y la microbiota intestinal. Hay algunos estudios que muestran su papel en la mejoría de síntomas subjetivos en pacientes con fibromialgia y también en la quelación de metales pesados. Su dosificación es de 3 g al día, o entre 30-100 ml diarios de extracto líquido.

La **espirulina** se usa como una buena fuente de proteína, de vitaminas del grupo B y de hierro. Su dosis recomendada es de entre 3 y 5 g diarios, antes de las comidas.

## *4. AMINOÁCIDOS*

Existen más de seiscientos aminoácidos en plantas y animales. Voy a exponer **los tres más importantes:**

- **Arginina:** Es un aminoácido necesario para la síntesis de proteínas. Incrementa la filtración renal y la eliminación de sodio y agua. Relaja el tracto urinario. Mejora el rendimiento atlético. Su dosis recomendada es de 1,5 g al día.
- **Glutatión:** Se sintetiza en el hígado y se relaciona con la reparación del ADN, así como con la síntesis de proteínas. Se

utiliza como antioxidante, y su deficiencia se asocia con el envejecimiento y la pérdida de memoria. Su dosis recomendada es de 250 mg al día.
- **Triptófano:** Es un precursor de la serotonina. Se usa contra el insomnio, la depresión, el dolor miofascial o el síndrome premenstrual. Su dosis recomendada es de entre 1-2,5 g en el tratamiento del insomnio. 300 mg diarios en los casos de depresión. En dosis crónicas puede producir dolores musculares.

### *5.- ANTIOXIDANTES*

Antioxidante es **cualquier sustancia capaz de inhibir o retardar la oxidación de otras moléculas.** La oxidación es un proceso por el cual una molécula, un átomo o un ion se une con el oxígeno y forma radicales libres. Los radicales libres son unos elementos químicos, con un altísimo poder reactivo, que pueden lesionar las membranas de las células de nuestro organismo. Los antioxidantes que se integran a través de la alimentación son los siguientes:

- **Vitaminas:** Como la vitamina C, E y provitamina A.
- **Carotenoides:** Son pigmentos (rojos, amarillos o naranjas) que se encuentran en todas las plantas que hacen la fotosíntesis. Se dividen en carotenos (alfa y betacaroteno) y xantofilas (luteína, astaxantina).
- **Fenoles:** Los flavonoides (quercetina) y no flavonoides. Los flavonoides son muy frecuentes en el mundo vegetal. La mayoría de los pigmentos vegetales son de este tipo. Los flavonoides ejecutan una acción antioxidante y protectora de los vasos sanguíneos. Las frutas, las verduras y los frutos secos

son las principales fuentes de flavonoides. Dentro de los flavonoides, se encuentran las antocianidinas. Son pigmentos de color azul, violeta o morado, y están presentes en muchas frutas, como el arándano, la grosella o las moras, así como en las hojas de la vid roja.

### *6.- ENZIMAS*

Se pueden definir como **moléculas de proteínas que tienen la capacidad de facilitar y acelerar las reacciones químicas que tienen lugar en los tejidos vivos.** La proteasa, la lipasa, la amilasa, la maltasa o la lactosa son grupos enzimáticos importantes en el sistema digestivo y ayudan a digerir los diferentes principios inmediatos. Cabe destacar la coenzima Q10, que es una sustancia presente en nuestro organismo (corazón, hígado, páncreas y riñones). A nivel celular, su máxima concentración se halla en las mitocondrias, productoras de energía. En Japón, esta enzima forma parte de los medicamentos que se prescriben en el tratamiento de la insuficiencia cardíaca, la hipertensión y la angina de pecho. También se utiliza en el síndrome de fatiga crónica, pues, por su acción sobre las mitocondrias, incrementa el rendimiento físico y muscular.

### *7.- FITOQUÍMICOS*

**Compuestos bioquímicos activos naturales, no nutrientes, que se encuentran en alimentos vegetales.** Son un grupo muy grande de compuestos, **entre los que destacan:**

- **Curcumina:** De la raíz de cúrcuma se han aislado más de cien componentes. De todos ellos, la curcumina es el principio activo de mayor interés. Es un polifenol, responsable del intenso color amarillo de la cúrcuma. La curcumina tiene múltiples propiedades, entre las que destacan su actividad antiinflamatoria y antioxidante. Asimismo, es inmunomoduladora y antimicrobiana; capaz de regular la microbiota intestinal y de proteger la integridad de la barrera intestinal. Su principal desventaja es que es de difícil absorción, por lo que precisa ser consumida junto con un biopotenciador. La curcumina es el aditivo alimentario E-100, utilizado en la industria alimentaria como colorante y de reconocida actividad antioxidante, y este efecto persiste durante su cocción. La piperina en combinación con la curcumina mejora su biodisponibilidad.

- **Quercetina:** Se utiliza por su acción antiinflamatoria y antioxidante. La vitamina C parece aumentar su actividad.

### *8.- HONGOS*

Existen numerosos estudios científicos sobre la utilidad de los hongos en el cáncer, la inmunidad y las enfermedades neurodegenerativas. Fundamentalmente quisiera destacar el componente más importante presente en los hongos:

- **Betaglucanos:** Son componentes de las paredes celulares de bacterias, hongos, levaduras, algas y plantas como el centeno o la avena. Se encuentran en la levadura de cerveza, en los hongos maitake, shiitake, reishi y en el salvado de avena y cebada.

  **El reishi** es un tipo de hongo que se utiliza en el tratamiento de la fatiga crónica o el insomnio. No se puede tomar con anticoagulantes.

## Tratamientos para el síndrome de intestino irritable

### *El papel de los probióticos en el SII*

El SII constituye una de las patologías para las cuales aparecen constantemente numerosos productos con probióticos y prebióticos, con el objetivo de aminorar sus síntomas. En cuanto al empleo de probióticos, los metaanálisis concluyen que hay una gran heterogeneidad entre cepas empleadas, dosis, duración del tratamiento, subtipos de SII, etc. De modo que no se pueden sacar conclusiones válidas. En esta línea, un equipo de investigadores liderados por el Dr. Didari realizó en 2015 un metaanálisis con una selección de los estudios del 2007 al 2013 en los que comparaban probiótico con placebo. De los 15 estudios incluidos, la mayoría constataban diferencias con el grupo que se había tratado solo con placebo. Entre los hallazgos de esta serie de estudios destacan:

- *Lactobacillus acidophilus* promueve la función de barrera intestinal, mediante la mejora de la permeabilidad intestinal y el aumento en la producción de IgA y mucina.
- *Lactobacillus acidophilus* y *Lactobacillus farciminis* tienen un efecto analgésico en el dolor producido por distensión del colon.
- *Bifidobacterium infantis* presenta un efecto inmunomodulador, con disminución de los niveles de citoquinas proinflamatorias.
- En adultos, la mejoría del dolor abdominal se describe con el empleo de *Lactobacillus plantarum* 299V DSM 9843, *Lactobacillus acidophilus* SDC2012, *Lactobacillus acidophilus* SDC2013 y la mezcla *Bifidobacterium bifidum* BGN4, *Bifi-*

*dobacterium lactis* AD011, *Lactobacillus acidophilus* AD031 y *Lactobacillus casei* IBS041.

- Se describe mejora en la hinchazón/flatulencia con el empleo de *Lactobacillus plantarum* 299V, la mezcla *Lactobacillus acidophilus* NCFM y *Bifidobacterium lactis* Bi07, y también con las mezclas *Lactobacillus reuteri* DSM17938 y la mezcla *Lactobacillus plantarum, Lactobacillus casei, Lactobacillus acidophilus, Lactobacillus delbrueckii subsp. bulgaricus, Bifidobacterium infantis, Bifidobacterium longum, Bifidobacterium* breve y *Streptococcus salivarius subsp. thermophilius*; además, *Lactobacillus animalis subsp. lactis* BB12, *Lactobacillus acidophilus* LA5, *Lactobacillus delbrueckii subsp. bulgaricus* LBY27 y *Streptococcus thermophilus* STY31.
- La mejora en la frecuencia defecatoria y en la sensación de evacuación ineficaz se describe con *Bifidobacterium animalis subsp. lactis*, y las mezclas *Bifidobactrerium animalis* DM173010, *Streptococcus thermophilus* y *Lactobacillus bulgaricus*, y además *Bifidobacterium bifidum* BGN1, *Bifidobacterium lactis* AD011, *Lactobacillus acidophilus* AD031 y *Lactobacillus casei* IBS041.
- Un aspecto interesante, definido como objetivo en diversos ensayos clínicos aleatorizados con probioticoterapia en el síndrome del intestino irritable, es la mejora en los índices de calidad de vida que se describe con *Saccharomyces* boulardii CNCM I-745 y con las mezclas *Bifidobactrerium animalis* DM173010, *Streptococcus thermophilus* y *Lactobacillus bulgaricus,* además de *Lactobacillus plantarum* CECT7484, *Lactobacillus plantarum* CECT7485 y *Pediococcus acidilactici* CECT7483.

- Existen numerosas cepas y mezclas para las que se describe una mejoría en el índice sintomático global, determinado a través de distintos sistemas de ponderación de síntomas concretos. Cabe destacar, por la calidad del ensayo clínico, la mezcla *Lactobacillus rhamnosus* GG, *Lactobacillus rhamnosus* LC705, *Propionibacterium freudenreichii subsp. shermanii* JS DSM 7076 y *Bifidobacterium animalis subsp. lactis* Bb12 DSM 15954.

**Dos recientes metaanálisis evalúan la eficacia de los probióticos en el tratamiento del síndrome de intestino irritable.** El primero de ellos, de gran calidad, es el dirigido por el Dr. Ford en 2014 sobre 43 ensayos clínicos, que concluye que, como grupo, los probióticos y simbióticos son eficaces en el tratamiento del síndrome de intestino irritable, con un efecto beneficioso sobre la sintomatología global, el dolor abdominal y la hinchazón/flatulencia frente a placebo. El segundo de ellos, de la Dra. Rajilić-Stojanović sobre 1793 pacientes, concluye que los probióticos como grupo pueden mejorar el dolor abdominal y los índices de sintomatología global.

***El papel de los prebióticos en el SII***

La administración de fructooligosacáridos en dosis de 5 g por día durante seis semanas logra mejoras en los índices de sintomatología global y calidad de vida frente a placebo en pacientes con trastornos funcionales digestivos de intensidad leve y sin tratamiento médico. **El empleo de dosis medias —de entre 3,5-7 g por día— de galactooligosacáridos durante seis semanas ha demostrado mejoría en la hinchazón/flatulencia frente a placebo.**

Debido al efecto prebiótico, además, se incrementa la población de *Bifidobacterium*. Por otro lado, un estudio del Dr. Paineau en 2008, en el que se emplearon 20 g por día de inulina durante doce semanas, muestra un empeoramiento clínico ya desde la cuarta semana, por lo que parece razonable evitar las dosis altas de prebióticos en trastornos intestinales funcionales.

El Dr. Zhou valoró la utilidad de la glutamina en pacientes con SII subtipo diarrea. A un grupo de pacientes le asignó glutamina y a otro placebo, observando una reducción de la gravedad de los síntomas de la enfermedad para el grupo que había tomado glutamina, además de una reducción de la hiperpermeabilidad intestinal.

## Tratamientos para el estreñimiento crónico funcional

Aunque hasta ahora se han realizado pocos estudios aleatorios, **se ha demostrado que el uso de probióticos y prebióticos en la población adulta sana tiene un efecto positivo en el estreñimiento, en relación con el tiempo de tránsito colónico, la frecuencia de la defecación y la consistencia de las heces.**

El empleo de prebióticos en dosis altas, de más de 20 g al día, presenta un aumento de la secreción de agua e iones en el intestino delgado, lo que deriva en una reducción de la viscosidad y un aumento de la masa fecal, con estímulo secundario del tránsito intestinal. Con base en ello, la lactulosa (en dosis de 20 hasta 40 g por día) y la oligofructosa (en dosis de 20 g al día) han demostrado utilidad en el tratamiento del estreñimiento funcional.

El simbiótico fructooligosacárido, en dosis de 6 g, junto con *Lactobacillus paracasei* Lpc37, *Lactobacillus rhamnosus* HN001, *Lactobacillus acidophilus* NCFM y *Bifidobacterium lactis* HN019, ha demostrado eficacia en el tratamiento del estreñimiento funcional en mujeres, con mejora en los parámetros de evacuación, aunque sin efecto en la hinchazón/flatulencia. La administración de *Lactobacillus reuteri* DSM 17938 en cepa única logra también mejorar la frecuencia de movimientos intestinales por semana, mientras que la mezcla *Bifidobacterium bifidum* KCTC 12199BP, *Bifidobacterium lactis* KTC 11904BP, *Bifidobacterium lungum* KCTC 12200BP, *Lactobacillus acidophilus* KCTC 11906BP, *Lactobacillus rhamnosus* KCTC 12202BP y *Streptococcus thermophilus* KCTC 11870BP ha demostrado utilidad en el tratamiento del estreñimiento funcional en pacientes institucionalizados.

## Tratamientos para la diarrea infecciosa

**La diarrea es una de las patologías en las que el uso de probióticos está más científicamente probado.** Se han realizado numerosos estudios sobre sus efectos beneficiosos, por lo que suelen estar recomendados en diferentes guías de práctica clínica que, en general —y a excepción de la recientemente publicada guía de la Asociación Americana de Gastroenterología (AGA)—, sí incluyen su uso en esta patología.

Así, en la última revisión de la WGO (la Guía de la Organización Mundial de Gastroenterología), en febrero de 2017, aparecen diferentes indicaciones sobre su uso, al igual que las dosis recomendadas que, sobre la base de la evidencia clínica, han demostrado ser eficaces en el tratamiento de la diarrea aguda en adultos. Las cepas probióticas recomendadas son *Lactobacillus paracasei* B 21060, *L. rhamnosus* GG (LGG) y *Saccharomyces boulardii.*

En una revisión Cochrane —en la que se resumen los resultados de los estudios disponibles y se proporciona un alto nivel de evidencia sobre la eficacia de las intervenciones en temas de salud—, se analizaron 63 ensayos clínicos aleatorizados que incluían 8014 pacientes, evaluando la eficacia de los probióticos para el tratamiento de diarrea infecciosa aguda en sujetos de todas las edades. Los autores concluyeron que los probióticos reducen la severidad y duración de la diarrea, así como el riesgo de que la misma se alargue más allá de cuatro días.

### Diarrea asociada a los antibióticos

**Es uno de los efectos secundarios más comunes con la administración de antibióticos.** Puede ocurrir a cualquier edad y ser fruto del empleo de cualquier antibiótico. El problema es que no solo es un síntoma molesto, sino que también supone un daño significativo en nuestra microbiota intestinal, con una importante disminución de la diversidad bacteriana, que puede tardar mucho tiempo en repoblarse de nuevo.

**El uso de probióticos para restaurar y reequilibrar la microbiota alterada por el consumo de antibióticos se conoce desde hace años.** Su asociación no solo reduce el riesgo de diarrea; también es una opción terapéutica cada vez más aceptada y extendida por los profesionales de la salud. Existen numerosos metaanálisis que avalan su uso y el efecto protector de los probióticos cuando se combinan con los antibióticos, tal como se establece en las principales guías de práctica clínica. Aunque, al igual que en otras patologías, debe especificarse que los efectos beneficiosos son para cepas bacterianas concretas.

Para la prevención de la diarrea asociada a antibióticos, existen fuertes evidencias de eficacia en adultos o niños que están recibiendo antibióticos. Un metaanálisis de 63 ensayos clínicos aleatorizados concluyó que el uso de probióticos conjuntamente con el tratamiento antibiótico reduce significativamente el riesgo de presentar diarrea.

La Guía de la Organización Mundial de Gastroenterología (WGO) refiere que las cepas que han demostrado más eficacia son *Lactobacillus acidophilus* CL1285, *L. rhamnosus* GG y *Saccharomyces boulardii* cepa *S. cerevisiae.*

## Prevención de la diarrea por *clostridium difficile*

**El papel de los probióticos en la infección por *Clostridium difficile* es la prevención del primer episodio en pacientes con factores de riesgo, especialmente bajo tratamiento antibiótico, y la prevención de la recurrencia.** La calidad de evidencia en este apartado es moderada. Un metaanálisis de 20 ensayos clínicos aleatorizados, en adultos y niños, concluyó que los probióticos como grupo reducen la incidencia de infección por *Clostridium difficile* secundaria a tratamiento antibiótico.

Los dos probióticos más comúnmente estudiados son *Saccharomyces boulardii* y *Lactobacillus rhamnosus*. Una revisión Cochrane posterior llevada a cabo por los mismos autores, incluyendo 23 ensayos clínicos aleatorizados y 4213 pacientes, llega a la misma conclusión: una evidencia de moderada calidad sugiere que los probióticos son seguros y efectivos en la prevención de la diarrea asociada a *Clostridium difficile*. Un ensayo clínico aleatorizado sugiere un papel del prebiótico oligofructosa, en dosis de 4 g cada 8 horas, como prevención de la recidiva de la infección por *Clostridium difficile* tras tratamiento.

## Prevención de la diarrea del viajero

**Suele tratarse de una patología relativamente frecuente cuando se viaja a los países tropicales que podríamos prevenir con la administración de probióticos.** *Lactobacillus* GG, *S. boulardii* y las combinaciones *Lactobacillus acidophilus* con *L. bulgaricus* y *B bifidum* con *S. thermophilus* son los microorganismos que han demostrado ser más eficaces, sobre todo en la infancia, y hay varias revisiones sistemáticas que recomiendan su empleo.

## Prevención de la diarrea inducida por la radiación

La microbiota intestinal puede desempeñar un papel importante en la diarrea inducida por la radiación, reforzando la función de barrera intestinal, mejorando la inmunidad innata y estimulando los mecanismos de reparación intestinal. Un metaanálisis de 2013, conducido por el Dr. Hamad, concluyó que **los probióticos pueden ser beneficiosos en la prevención y posiblemente en el tratamiento de la diarrea inducida por radiación.**

## Intolerancia a la lactosa

**Se propone el uso de probióticos como alternativa al tratamiento de la malabsorción de la lactosa cuando se utilizan cepas con actividad de lactasa.** Entre estas cepas tenemos *S. thermophilus* y *L. delbrueckii subsp. bulgaricus*, que son las del yogur; con al menos 108 UFC por gramo de producto y con una ingesta de una vez al día, poseen el efecto de digestión de lactosa. Por lo que su empleo en sujetos con maldigestión de lactosa aporta un beneficio fisiológico.

## Erradicación de *H. pylori*

**Los probióticos son beneficiosos para reducir los efectos adversos y pueden ser especialmente útiles en pacientes con infección por *H. pylori* refractaria al tratamiento anterior, o con antecedentes de escasa tolerancia gastrointestinal a los antibióticos.** Habida cuenta de las pruebas disponibles, en la quinta edición del Consenso de Maastricht sobre el tratamiento de la infección por *H. pylori* se afirmó que «ciertos probióticos parecen ser eficaces para reducir los efectos secundarios de la terapia de erradicación, aunque es necesario definir qué cepas, dosis y duración son apropiadas cuando hay menos pruebas sobre los efectos en la erradicación de *H. pylori*».

Los probióticos pueden inhibir a *H. pylori* a través de la liberación de productos antimicrobianos o de la competición por colonización y supervivencia. Diversos estudios *in vitro* y sobre modelo experimental han demostrado la eficacia anti-*H. pylori* de *Lactobacillus, Bifidobacterium* y *Saccharomyces boulardii.* Se han publicado diversos metaanálisis que muestran un efecto beneficioso de los probióticos como grupo en el incremento de eficacia de las pautas de erradicación de *H. pylori*, como son: *Lactobacillus acidophilus,* solo o en la mezcla *Lactobacillus acidophilus, Streptococcus faecalis* y *Bacilus subtilis*; además, *Lactobacillus casei* DN114001, *Lactobacillus gasseri* y *Bifidobacterium infantis* 2036.

Por otro lado, dos metaanálisis muestran el incremento en la tasa de erradicación con *Saccharomyces boulardii.* Dicho incremento puede deberse tanto a efecto directo sobre *H. pylori* como a una mayor adherencia al régimen terapéutico por mejora en la tolerancia.

## Enfermedad inflamatoria intestinal crónica (EIIC)

Induce el crecimiento excesivo de bacterias patógenas, dañando la barrera de la mucosa y liberando endotoxinas que aumentan la permeabilidad del epitelio intestinal, lo que conduce a una desregulación inmunológica de la mucosa. La alteración de la respuesta inmunológica a las bacterias comensales, con el deterioro de los mecanismos de tolerancia locales, puede contribuir a la aparición o la perpetuación de la enfermedad.

Los estudios, entre los que figura el del Dr. Ishida en 2018, han demostrado cambios cuantitativos y cualitativos en la composición y la función de la microbiota intestinal asociada con la EII, aunque no se ha definido una pauta uniforme para los fenotipos de la enfermedad de Crohn o la colitis ulcerosa. En relación con el tratamiento con probióticos, parece haber más pruebas científicas de la colitis ulcerosa y la pouchitis, en particular con una mezcla de cepas probióticas, como se ha demostrado en varios ensayos.

### *Enfermedad de Crohn*

En la enfermedad de Crohn, los estudios hasta ahora muestran resultados contradictorios. **Los probióticos y prebióticos no deben reemplazar el tratamiento farmacológico de la EII. Pero su uso puede ser recomendado, especialmente durante los períodos de remisión.** En cuanto al uso del trasplante de heces, los resultados no han sido tan favorables como en la infección por *C. difficile*, y es necesario realizar más estudios para determinar su eficacia y la idoneidad de los distintos protocolos de administración.

En general, los ensayos clínicos con probióticos en enfermedad de Crohn (EC) no muestran eficacia del uso de probióticos sin otro tratamiento. La mayoría de los estudios se han realizado con el género *Lactobacillus*, especialmente *Lactobacillus* GG y *Lactobacillus johnsonii*, que no resultan superiores a placebo. Otros estudios muestran que *Saccharomyces boulardii* tampoco resulta eficaz.

### *Colitis ulcerosa*

Aunque *Escherichia coli* Nissle 1917 puede ser eficaz en el mantenimiento de remisión de la colitis ulcerosa, la evidencia disponible no es suficiente para recomendar de forma sistemática el empleo de probióticos en el tratamiento de mantenimiento.

Un análisis dirigido por el Dr. Guandalini en 2019, de una heterogeneidad importante, concluye que los probióticos aumentan significativamente las tasas de remisión en pacientes con colitis ulcerosa activa. Mientras que el análisis de subgrupos muestra que solo la mezcla que contiene cepas de *Lactobacillus plantarum, Lactobacillus casei, Lactobacillus acidophilus, Lactobacillus delbrueckii subsp. bulgaricus, Bifidobacterium infantis, Bifidobacterium longum, Bifidobacterium* breve y *Streptococcus salivarius subsp. thermophilius* logra ese efecto.

### *Evidencia del uso de prebióticos en EII*

Los factores de riesgo de la EII incluyen, entre otros, una dieta deficiente y una baja ingesta de fibra dietética fermentada por la microbiota intestinal. **Las fibras dietéticas, muchas de las cuales son prebióticos potenciales, tienen cientos o miles de estructuras químicas únicas que pueden estimular a las bacterias —o grupos de bacterias— para proporcionar efectos beneficiosos para la salud.** Los modelos animales *in vitro* e *in vivo* ofrecen evidencias del uso de prebióticos para la EII, a través de la reducción de la inflamación. No obstante, los estudios que utilizan prebióticos en pacientes con EII son limitados y se centran solo en unas pocas sustancias prebióticas:

- **La inulina y fructooligosacáridos (FOS)** no son degradados por la enzima que hidroliza los hidratos de carbono secretada por el intestino delgado. Es por esto que más del 80 % de la inulina y FOS ingeridos llegan al intestino grueso y son utilizados en la producción de ácidos grasos de cadena corta por parte de varias bacterias. Por lo tanto, la administración de inulina y FOS aumenta la concentración de ácido láctico, que, en consecuencia, reduce el pH intestinal. Además, la administración de estos prebióticos aumenta la síntesis de butirato, que, a su vez, inhibe los daños en las células epiteliales intestinales por reacciones inflamatorias.
- **Los β-glucanos tienen efectos inmunoestimulantes.** Pero estudios recientes han informado que las funciones fisiológicas atribuidas al β-glucano no son efectos directos, sino que se deben a que las funciones de diversos microorganismos intestinales son potenciadas por el β-glucano. Se han realizado numerosos estudios sobre la prevención de la EII a través de la ingesta de β-glucano, utilizando modelos de inflamación intestinal. En estos casos, se ha notificado que la administración oral de glucano derivado del hongo *Pleurotus pulmonarius* alivió los síntomas de la inflamación intestinal.

Asimismo, se ha reportado que un β-glucano extraído de los hongos shiitake reduce los procesos inflamatorios. El Dr. Lockyer en 2019 informó que la administración de β-glucano extraído de *Agaricus* a pacientes con EII redujo el nivel de sustancias inflamatorias. De manera similar, la administración del β-glucano extraído del hongo chaga (*Inonotus obliquus*) a los pacientes con EII inhibió el daño inflamatorio.

Aunque los anteriores prebióticos son los más conocidos, otras fibras pueden tener capacidad prebiótica y, por lo tanto, pueden beneficiar a los pacientes con EII. Tal es el caso de la cebada germinada (GBF, *germinated barley foodstuff*) y *Plantago ovata*. En 2012, se llevó a cabo una revisión por el Dr. Petit sobre la utilidad del tratamiento de la permeabilidad en pacientes con EIIC. En ella se plantearon varios tratamientos, como los anti-TNF —tratamiento propio de la EIIC que tiene propiedades antinflamatorias— o el uso de ácido butírico, zinc y probióticos antes comentados.

## Enfermedad diverticular de colon sintomática no complicada

Aproximadamente, el 20 % de los pacientes con enfermedad diverticular de colon presentan síntomas de origen intestinal recurrentes. Y, en ocasiones, complicaciones como la diverticulitis aguda y la hemorragia digestiva. El objetivo terapéutico en la enfermedad diverticular es el control sintomático y la prevención de la diverticulitis aguda. ***Lactobacillus casei subsp. DG y Lactobacillus paracasei* B21060 han demostrado ser de utilidad en estos pacientes para el control sintomático.**

## Enfermedad hepática grasa no alcohólica y esteatohepatitis no alcohólica

Existen datos preliminares que provienen de ensayos clínicos que sugieren que **ciertas cepas pueden actuar sobre el estrés metabólico y la desregulación inmunológica característicos de estas entidades.** Sin embargo, la evidencia actual no es suficiente para realizar recomendaciones sistemáticas de uso. En el caso de enfermedad hepática grasa no alcohólica, un preparado en forma de yogurt, que contiene *Lactobacillus bulgaricus* y *Streptococcus thermophilus,* enriquecido con *Lactobacillus acidophilus* La5 y *Bifidobacterium lactis* Bb12, logra disminuir los niveles de transaminasas hepáticas.

En la esteatohepatitis no alcohólica, el simbiótico formado por *Bifidobacterium longum* W11 y fructooligosacáridos logra mejorar el perfil de bioquímica hepática alterada y los índices histológicos de actividad. La mezcla de probióticos *Lactobacillus bulgaricus* y *Streptococcus thermophilus* logra también mejorar el perfil bioquímico hepático.

## Rinitis alérgica

**Contamos con diversas pruebas científicas que respaldan el uso de probióticos en el tratamiento de la rinitis alérgica, especialmente la rinitis estacional,** como un tratamiento que puede mejorar los síntomas y la calidad de vida de los pacientes. Pero siempre como complemento del tratamiento farmacológico.

Entre las revisiones sistemáticas, un equipo liderado por el Dr. Guvenic evaluó, en 2016, 22 ensayos clínicos doble ciego controlados por placebo. La conclusión fue que los probióticos lograron una modesta reducción de los síntomas nasales y oculares y una mejora de la calidad de vida. La especie que mejor se comportó fue *Lactobacillus paracasei*, en concreto la cepa LP-33. Aunque otras especies como *L. acidophilus* y *Bifidobacterium longum* también se mostraron eficaces. Los períodos de administración del probiótico coinciden en general con los de las épocas sintomáticas en los casos de rinitis alérgica estacional.

## Asma

Varios estudios han demostrado el papel del microbioma en el asma, como la presencia de *Streptococcus spp*. en pacientes con asma severa, por lo que **es lógico pensar que los probióticos podrían desempeñar una función clave en su control.** A este respecto, un estudio del Dr. Vliagoftis demostró algunos beneficios del *Lactobacillus gasseri* mediante datos objetivos sobre la mejora de la función pulmonar. Estos hallazgos se confirmaron posteriormente en otro ensayo clínico que estudió la función pulmonar administrando *L. gasseri* durante ocho semanas a un grupo puesto en comparación con otro que tomaba un placebo. Se observaron mejoras en la fracción espiratoria en el primer segundo (FEV1), la capacidad vital forzada (FVC) y el índice FEV1/FVC.

## Fibrosis quística

Una revisión Cochrane publicada en enero de 2020 incluyó 11 ensayos controlados aleatorios completos que involucraban a más de 400 individuos con fibrosis quística. Los resultados concluyeron que **los probióticos probados podían reducir la tasa de exacerbaciones pulmonares en un pequeño porcentaje.** Aunque los datos no eran definitivos, ya que no se encontró ninguna mejora en datos objetivos, como la función pulmonar o la tasa de admisión en el hospital. Concretamente, en un período de 4 a 12 meses, la diferencia media en los episodios de exacerbación respiratoria fue de -0,32 episodios por participante, sin diferencia en las pruebas de función respiratoria.

## Infecciones genitourinarias

Las infecciones del tracto urinario (ITU) son probablemente las infecciones bacterianas más comunes y que afectan a un mayor índice de población. Al igual que con otras enfermedades infecciosas, uno de los mayores problemas es el aumento del riesgo de desarrollo de resistencia microbiana como resultado del tratamiento regular con antibióticos, con un estimado del 25 % de las prescripciones de antibióticos para ITU.
Por todo ello, **es necesario buscar tratamientos alternativos al uso de antibióticos, entre los que destacan:**

- **Modificaciones en la dieta:** Con un aumento de la hidratación o incremento del aporte de vitamina C.

- **Fitoterapia:** Por ejemplo, uso de arándanos o productos derivados.
- **Empleo de antiinflamatorios no esteroideos o probióticos**, entre otros: En esta misma línea, existen varios probióticos con *L. rhamnosus, L. acidophilus* y *L. fermentum* que han demostrado eficacia en varios estudios.

## Dermatitis atópica

La dermatitis atópica es la enfermedad de la piel en la que se han centrado la mayoría de los estudios para evaluar el efecto de los probióticos en la evolución de la enfermedad. **El beneficio parece ser mayor si el tratamiento se prolonga en pacientes mayores de tres años y en aquellos con antecedentes familiares de la enfermedad.** En el estudio publicado por el Dr. Navarro en 2018, se probó y administró durante doce semanas una mezcla de probióticos compuesta por *Bifidobacterium lactis, B. longum* y *Lactobacillus casei.* Al final del período de intervención, **se observaron diferencias clínica y estadísticamente significativas, alcanzándose una reducción de síntomas en el grupo con probióticos.**

## Psoriasis

En la actualidad, no hay muchos ensayos clínicos en los que se hayan probado probióticos como tratamiento para la psoriasis, por lo que este es un campo que aún debe investigarse y contrastarse. Sin embargo, **los datos son muy prometedores para la terapia probiótica adyuvante.** Los resultados de un ensayo clínico realizado en 2018 por el Dr. Navarro-López, con un grupo de 80 pacientes con psoriasis en placas, encontraron diferencias significativas en la progresión de la enfermedad al comparar el grupo al que se le administró una mezcla de probióticos (*Bifidobacterium longum, B. lactis* y *Lactobacillus rhamnosus)* durante doce semanas con el de los que ingirieron un placebo.

## Psicobióticos

En 2013, Timothy G. Dinan, profesor de Psiquiatría y director del Departamento de Psiquiatría del University College en Cork (Irlanda), en una publicación conjunta con sus colegas Catherine Stanton y John F. Cryan, acuñó un nuevo concepto: «los psicobióticos». Los autores definían el término psicobiótico como un **«organismo vivo que, cuando se consume en cantidades adecuadas, produce un beneficio en la salud de pacientes con trastornos mentales».**

Es obvio que la definición recorre un cauce paralelo a la definición de probiótica propuesta por la FAO/OMS en 2002 y, en ella, se recalca que precisamente se trata de una clase de probióticos capaces de producir y liberar sustancias neuroactivas —como ácido γ-aminobutírico (GABA) o serotonina— que actúan regulando el eje cerebro-intestino. Por ese motivo, en un principio, su empleo podría estar indicado tanto en pacientes con patología neurológica (cefaleas, esclerosis múltiple o enfermedad de Parkinson) como en aquellos con trastornos del comportamiento (ansiedad, depresión, autismo, TDAH, enfermedad de Alzheimer, etc.).

En estudios experimentales realizados en 2015 por el grupo de Elaine Hsiao en la Universidad de California sobre ratones MIA (modelos de autismo), se ha observado que la disbiosis ocasionada genera metabolitos (4-etilfenilsulfato) detectables en el suero, que están relacionados con los síntomas de la enfermedad. Asimismo, se ha demostrado que esto se puede corregir con la administración de la bacteria *Bacteroides fragilis*, mejorando los problemas de comportamiento y restableciendo la permeabilidad digestiva, así como los cambios en la composición de la microbiota. Esta relación parece ser dependiente del nervio vago.

En 2019 en Taiwán, el Dr. Lui planteó un estudio cuyo objetivo fue valorar la mejora clínica tras la administración, durante cuatro semanas, de *Lactobacillus plantarum* PS128 en 72 niños de entre 7 y 15 años que cumplieron con los criterios para el diagnóstico de TEA de DSM-V. Los resultados mostraron que la cepa probiótica mejoró significativamente diversos síntomas de comportamiento, como el de oposición/desafío, en comparación con el grupo placebo. Además, en varias escalas y cuestionarios, los niños del grupo probiótico obtuvieron mejores resultados después de 28 días de consumo del preparado.

## TDAH

Actualmente, existe un gran interés en modular o equilibrar la microbiota intestinal para tratar el TDAH. **La evidencia científica indica que la dieta y la suplementación dietética mediante la administración de probióticos y prebióticos podrían ser un tratamiento alternativo o coadyuvante para mejorar los síntomas.** Sobre todo los digestivos, tan frecuentes en estos pacientes. Los mecanismos implicados aún se desconocen, pero podrían relacionarse con las teorías sobre el eje microbiota-intestino-cerebro.

Se ha observado que la administración de probióticos durante los primeros meses de vida se ha asociado a una reducción del riesgo de desarrollar, a lo largo de la infancia, TDAH o síndrome de Asperger. Este efecto protector se ha relacionado con la modulación de la composición de la microbiota, que incluye una disminución del número de bacterias de la especie *Bifidobacterium.* Además, se sugiere que estos suplementos podrían influir en el comportamiento y síntomas del trastorno mediante la restauración de la permeabilidad intestinal, dando como resultado una mejora funcional de la barrera intestinal. En 2019, se publicó un estudio en 35 niños con TDAH que tomaron *Lactobacilus rhamnosus* GG durante tres meses frente a placebo, mejorando la calidad de vida de los pacientes.

## Depresión

En el estudio liderado por el Dr. Rudski en 2019, 79 pacientes con depresión mayor fueron incluidos en un ensayo controlado con placebo. Los participantes recibieron un antidepresivo con el probiótico *Lactobacillus Plantarum* 299v durante ocho semanas. Y, aunque no se apreciaron diferencias en cuanto a los síntomas depresivos, sí que **se apreció una mejoría en los síntomas cognitivos en el grupo tratado con el probiótico**, lo que se relaciona con el descenso observado de la quinurenina en los mismos pacientes.

Por su lado, el equipo del Dr. Miyaoka llevó a cabo otro estudio en 2018. En él participaron 40 sujetos con depresión mayor resistente al tratamiento antidepresivo, el cual se complementó con el probiótico *Clostridium butyricum* MIYAIRI 588, apreciando una mejoría significativa en los sujetos que recibieron este complemento.

Un año antes, el grupo de investigadores liderado por el Dr. Bambling llevó a cabo un estudio en una muestra reducida de 12 pacientes con depresión mayor resistente a tratamiento antidepresivo. Este grupo recibió un probiótico a base de *Lactobacillus acidophilus, Bifidobacterium bifidum* y *Streptoccocus thermophilus* junto con magnesio. Se apreció una mejoría significativa a las 14 semanas, que cesó al retirar el suplemento.

Un estudio llevado a cabo por el Dr. Naseribafrouei en 2014 examinó específicamente la asociación entre alteraciones del microbioma y depresión mediante el análisis de la microbiota fecal de 37 pacientes diagnosticados de depresión. Y, al compararlo con 18 controles, encontró una serie de correlaciones significativas, entre ellas la menor presencia general de

*Bacteroidetes* en los casos de depresión, junto con una presencia excesiva de *Alistipes* —un grupo perteneciente a los *Bacteroidetes*—. También se ha encontrado una presencia aumentada de *Alistipes* en el síndrome de fatiga crónica y el colon irritable, lo que sugiere un rasgo común en estos trastornos que tienen una comorbilidad alta de ansiedad y depresión, según pudo corroborar el equipo del Dr. Naseribafrouei.

Otro trabajo, realizado por el Dr. Akkasheh en 2016 sobre una muestra de 40 sujetos diagnosticados de depresión mayor, mostró una eficacia significativamente superior al placebo tras la administración de un preparado probiótico compuesto por cepas de *Lactobacillus acidophilus, Lactobacillus casei* y *Bifidobacterium bifidum.*

Finalmente, el Dr. Kazemi realizó en 2019 un estudio controlado con placebo sobre la aplicación de probióticos y prebióticos en una muestra de 110 sujetos con depresión mayor durante ocho semanas, apreciándose una mejoría significativa en la escala BDI (escala que se utiliza para valorar la severidad de la depresión) en el grupo al que se le administraron los probióticos *Lactobacillus helveticus* y *Bifidobacterium longum.*

## Esquizofrenia y trastorno bipolar

Un metaanálisis muestra que no hay pruebas que apoyen un efecto significativo de los probióticos en la sintomatología de la esquizofrenia, aunque pueden tener otros beneficios, como la regulación de la defecación y la mejora de los efectos metabólicos de los fármacos antipsicóticos.

Los estudios sobre las alteraciones de la microbiota en el trastorno bipolar son relativamente escasos y muestran, como hallazgos más significativos, el aumento de la abundancia de *Actinobacteria* y la disminución de las *Faecalibacterium* (a nivel de filo). No tenemos conocimiento de ningún otro estudio con muestras clínicas en esta entidad.

**CONSEJOS PRÁCTICOS**

**En la siguiente tabla aparecen las características e indicaciones de diferentes cepas de bacterias:**

| MICROORGANISMO | CARACTERÍSTICAS | INDICACIONES |
|---|---|---|
| *L. acidophilus LC1* | Efecto en sistema inmunitario | Vaginitis<br>Síndrome de intestino irritable |
| *L. acidophilus* NCFCO1748 | Reducción de actividad de enzimas procancerígenas | Síndrome de intestino irritable<br>Colitis ulcerosa |
| *L. jonsonii LA1* | Inmunoestimulador | Gastritis<br>Úlceras |
| *L. rhamnosus GG* | Inmunoestimulador | Diarrea asociada a rotavirus, antibióticos y *C. difficile*<br>Infecciones del tracto urinario<br>Alergia y eczema<br>Dermatitis atópica |
| *L. bulgaricus* | Inmunoestimulador | Gastritis |

| MICROORGANISMO | CARACTERÍSTICAS | INDICACIONES |
|---|---|---|
| *L. casei* | Modula la inmunidad innata | Síndrome de intestino irritable. Estreñimiento |
| *L. salivarius* | Reduce la necrosis (muerte) de células del colon y la inflamación | Atenúa la respuesta inflamatoria a Salmonella *typhimurium* |
| *L. plantarum* | Regula las citocinas proinflamatorias | Diarrea asociada a *C. difficile*<br>Colitis ulcerosa<br>Síndrome de intestino irritable |
| *L. paracasei* | Excelente tolerancia al ácido gástrico<br>Antagoniza a agentes patógenos | Rinitis alérgica<br>Apoya a la microbiota vaginal saludable |
| *B. bifidum* | Inmunoestimulador | Diarrea por rotavirus<br>Colitis ulcerosa |
| *B. longum* | Inhibe la enterotoxina de *E. coli*<br>Modula la inflamación | Síndrome de intestino irritable<br>Colitis ulcerosa<br>Mejora tolerancia a la lactosa<br>Alergias estacionales |

| MICROORGANISMO | CARACTERÍSTICAS | INDICACIONES |
|---|---|---|
| *B. longum ES1* | Hidroliza algunos de los péptidos del gluten que generan la respuesta inflamatoria | Intolerancia al gluten y enfermedad celíaca |
| *B. lactis* | Mejora la inmunidad celular | Colitis ulcerosa<br>Estreñimiento<br>Alergia y eczemas |
| *B. breve* | Reduce las poblaciones de *Bacteroides* y *Clostridium*<br>Estimula el sistema inmunitario | Diarrea por rotavirus<br>Diarrea por *Campylobacter* |
| *Akkermansia muciniphila* | Favorece la integridad de la pared con efecto antiinflamatorio | Obesidad<br>Diabetes<br>Enfermedad inflamatoria intestinal<br>Síndrome de intestino irritable<br>Trastorno del espectro autista |
| *Faecalibacterium prausnitzii* | Mejora la barrera intestinal, al ayudar a la producción del moco | Enfermedad inflamatoria intestinal<br>Síndrome de intestino irritable |

**MENSAJES PARA LLEVAR A CASA**

1. Para ayudar a equilibrar el ecosistema intestinal podemos utilizar: probióticos, prebióticos (mayoritariamente en la alimentación) y/o simbióticos.
2. Probióticos son microorganismos vivos que, cuando se administran en una cantidad adecuada, confieren beneficio para la salud al huésped.
3. Una cepa probiótica se cataloga con base en su género, especie y una designación alfanumérica que alude a su cepa. Por ejemplo, en el caso de *Lactobacillus casei* DN-114, el término *Lactobacillus* se corresponde con el género, *casei* indica la especie y DN-114 se refiere a la cepa.
4. Los estudios que avalan la eficacia de determinados probióticos para las distintas enfermedades se basan en cepas probióticas concretas, y no deberían ser extrapolables a otras enfermedades que no tengan evidencia científica para ese probiótico.
5. Prebióticos son ingredientes no digeribles de los alimentos, fundamentalmente azúcares, que afectan beneficiosamente al huésped por una estimulación selectiva del crecimiento y/o actividad de una bacteria —o un limitado grupo de ellas— en el colon.
6. Simbióticos son una mezcla de probióticos y prebióticos.
7. Existen diferentes estudios con cepas probióticas que avalan la utilización de los mismos en determinadas enfermedades.

# *Epílogo*

Tres días más tarde, Marta vuelve a la consulta de la especialista de digestivo. La doctora ya dispone de los resultados y desea tratarlos con ella personalmente.

Han llegado con bastante antelación a la hora en la que estaban citados. Y, mientras aguardan a que les reciban en la sala de espera, Marta hojea nerviosa algunas de las revistas que hay apiladas encima de la mesa. Sus ojos se posan sobre distintos artículos especializados en afecciones y tratamientos del aparato digestivo, pero su mente es incapaz de juntar las letras.

Roberto, que ha estado disfrutando momentáneamente de las impresionantes vistas del centro de la ciudad que se contemplan desde el ventanal de la sala de espera, vuelve a sentarse al lado de Marta para tomarle la mano y tratar de tranquilizarla.

—¿Todo bien? —le pregunta con una de sus cálidas sonrisas.

Marta se encoge de hombros. No desea reconocerlo, pero está nerviosa. Tampoco quiere darle alas a la esperanza. Pero, desde que trató con Silvia, tiene el pálpito de que ella sí será capaz de llegar hasta donde otros médicos no pudieron o no supieron, y dará con la clave de lo que le pasa. Sin embargo, mientras no se demuestre lo contrario, su discurso oficial ha de ser el del escepticismo y la abnegación. Son cinco años ya haciéndose a la idea de que lo suyo no tiene remedio…

—No sé, Roberto —arranca a decir por fin—. Me da por pensar que, si la doctora hubiera descubierto lo que tengo y tuviera un remedio eficaz para mí, me habría adelantado algo por teléfono. Lo de hacerme venir me da mala espina. Verás como ella también me sale por los cerros de Úbeda y todo esto no es más que una pérdida de tiempo y de dinero. Otra más...

—Confía, cariño —le dice Roberto, rodeándola en un abrazo—. Conozco a Silvia desde hace muchos años. Y no soy el único que piensa que es una de las mejores en lo suyo. Lo único que te puedo decir es que, si ella no es capaz de averiguar lo que te pasa, nadie más lo será...

—¡Pues menudo consuelo! —protesta Marta—. La verdad es que eres único dando ánimos...

—Pero cielo...

—¿Marta Galán? —pregunta discretamente la recepcionista de la clínica—. ¿Quiere hacer el favor de acompañarme...?

—¡Hola, Marta! Adelante. Pasa y siéntate, por favor —saluda Silvia de pie tras su mesa de trabajo señalándole una de las dos sillas que tiene dispuestas para las visitas—. ¿Deseas que te acompañe Roberto o le pedimos que nos espere fuera...?

—Preferiría que se quedase, si no te importa —por la expresión de sus ojos, Silvia detecta que Marta está aterrada.

—Como tú prefieras... Pasa tú también, Roberto. Y cierra la puerta, por favor.

Una vez que los tres se acomodan en sus asientos, Silvia continúa diciendo.

—Muy bien, como ya sabéis, hemos solicitado al laboratorio un extenso y completo análisis de sangre, así como de heces, para descartar cualquier proceso inflamatorio e infeccioso del intestino. Y el resultado es completamente normal.

—¿Ves...? Te lo dije —murmura Marta apesadumbrada, dándole un codazo a Roberto.

—¿Perdona? ¿Decías algo...? —inquiere Silvia levantando los ojos del resultado de los análisis y mirando a Marta por encima de los papeles.

—No, nada, nada... Que ya sabía yo que no iba a salir nada en los análisis —replica Marta—. Llevo cinco años haciéndome pruebas y siempre es lo mismo...

—Marta, había que descartar algún proceso digestivo, que no te habían estudiado anteriormente, y de ahí a las pruebas que te he solicitado. Por tanto, con los antecedentes que me has contado, tus síntomas y como resultado de la exploración física, tienes un síndrome de intestino irritable.

—¿De veras...? —pregunta Marta entre la consternación y el alivio—. ¿Y eso qué es?

—El síndrome del intestino irritable es un trastorno complejo que refleja el impacto de factores ambientales, tales como infecciones, dieta, estrés y estado psicológico, en una persona genéticamente susceptible, como es tu caso, Marta —explica la doctora—. Estos factores ambientales producen una alteración en la microbiota y permeabilidad intestinal, que conlleva una microinflamación y ocasiona alteraciones en la motilidad, sensibilidad y secreción intestinal. Como bien sabes, se caracteriza por un dolor abdominal recurrente, asociado a alteraciones en la frecuencia y/o consistencia de las deposiciones. Este un trastorno funcional que afecta tanto a adultos, jóvenes y adolescentes. Sin embargo, es entre dos y cuatro veces más frecuente en el sexo femenino.

—¿Y es grave...? Quiero decir. ¿Tiene tratamiento...? Al menos es la primera vez en cinco años que alguien le pone un nombre a lo que tengo. Eso ya es algo...

—Pues, en ese sentido, tengo dos noticias: una buena y otra que no depende de mí calificar... ¿Cuál prefieres que te dé antes?

—Eh..., empecemos por la buena —dice Marta tragando saliva y asiéndose del brazo de Roberto.

—La buena noticia es que te voy a facilitar unas pautas nutricionales y unos probióticos específicos para tu cuadro clínico, así como unas recomendaciones para la práctica de *mindfulness* y ejercicio físico —desvela Silvia—. Si sigues estas indicaciones, comprobarás por ti misma un alivio sintomático muy notable. Y, la próxima vez que nos veamos, serás tú misma la que me lo corrobore. Ya lo verás... ¿Qué te parece dentro de tres meses...? —pregunta Silvia consultando la agenda de su ordenador portátil.

—¿Y la mala noticia...? —inquiere angustiada Marta.

—¿Acaso te he dicho yo que sea una mala noticia...? —pregunta divertida Silvia—. Tan solo he dicho que no depende de mí establecer si es o no buena. Verás —dice incorporándose y rodeando la mesa para aproximarse a Marta—. Antes, cuando te he dicho que en los análisis de sangre todo salía normal, no te he dicho del todo la verdad... Lo cierto es que hemos descubierto algo en ellos que no nos esperábamos. Y que se escapa de mi ámbito de especialización. Si lo deseas, puedo pedirle a un doctor amigo mío que te haga un hueco lo antes posible. Es uno de los mejores en su campo. A buen seguro que él podrá confirmar mis sospechas y proporcionarte más información sobre tu estado...

—¿¡Sobre mi estado...!? —pregunta Marta incorporándose también ella y casi tirando de su asiento a Roberto, en cuyo brazo estaba ya clavando las uñas—. ¿Qué clase de estado es ese...? ¿A qué tipo de doctor te estás refiriendo...? ¿No será un oncólogo, verdad...?

—¡Jajajaja! —la reacción de Marta ha pillado completamente desprevenida a Silvia, que no puede parar de sonreírse, mientras con los brazos trata de pedirle paciencia y hacerle comprender que no puede estar más equivocada. Cuando la doctora recupera la compostura, se disculpa antes de decir: —No, Marta. El doctor Serrano es un reputado ginecólogo. Todo apunta a que estás embarazada.

# *Agradecimientos*

Mi primer agradecimiento es para Sergio, mi compañero de vida. Él creyó en este libro y ha sido mi apoyo incondicional durante este camino. SATL.

A David, por ser mi pequeño superhéroe, con esa sonrisa e ilusión por la vida.

A Elena, por demostrarme con su tesón que todo se puede conseguir, hasta tu sueño.

A mi padre, por ser esa estrella en mi universo que siempre me guía.

A mi madre, por mostrarme la belleza de la medicina.

A mi hermana Irene, por estar siempre ahí, aunque nos separen cientos de kilómetros.

A mi abuela, por enseñarme lo que es el amor incondicional.

A mis amigos, a los que adoro, a pesar de que en este período he tenido que quitarles algo de tiempo para dedicárselo a este libro.

A Mónica Galán, por hacer el prólogo, pero sobre todo por demostrarme lo importante que es la comunicación, y sobre todo la comunicación bien hecha.

A Rubén, por ayudarme a convertir este libro soñado en un libro real.

A Cipri Quintas, por darme ese aliento que a veces me faltaba.

A mis pacientes, que son los protagonistas de este libro, con los que aprendo cada día.

A Plataforma Editorial, por darme la oportunidad de poner mis conocimientos al servicio de todos.

# *Bibliografía*

## Capítulo 1


Biagi, E. y otros, «Ageing and gut microbes: Perspectives for health maintenance and longevity», *Pharmacological Research*, 2013; 69(1): 11-20.

Blackburn, E., Epel, E. y Lin, J., «Human Telomerer Biology: a contributory and interactive factor in aging, disease risks and protection», *Science*, 2015; 350: 1193-1198.

Bray, G. A., *Manual de Obesidad. Aplicaciones clínicas*, Ed. Aula Médica, 2011.

Brunet, A., Berger, S. L., «Epigenetics of aging and aging-relate disease». *The Journals of Gerontology*, 2014; 69: 517-520.

Epel, E., Elissa S., Blackburn, E. y otros, «Accelerated telomere shortening in response to life stress», *Proceedings of the National Academy of Sciences of the United States of America*, 101.2004; 49: 17312-17315.

Epel, E., Puterman, E., Lin, J., Blackburn, E., «Wandering minds and aging cells», *Clinical Psychological Science*, 2013; 1: 75-83.

Haycock, P. C. y otros, «Leucocyte telomere length and risk of cardiovascular disease: systematic review and meta-analysis», *BMJ*, 2014; 349(8): g4227.

Lipsky, M. S. y King, M., «Biological Theories of aging», *Disease a month.*, 2015; 61(11): 460-466.

López-Otín, C., Blasco, M., «The Hallmarks of aging», *Cell*, 2013; 153(6): 1194–1217.

Medvedev, Z. A., «An attempt at a rational classification of theories of aging», *Biological Reviews*, agosto 1990; 65(3): 375-98.

Vaiserman, A. M. y otros, «Gut microbiota: a player in aging and a target for anti-aging intervention», *Ageing Research Reviews*, 2017; 35: 36-45.

## Capítulo 2

Brennan, T. A., «Mouse models of telomere dysfunction phenocopy skeletal changes found in human age-related osteoporosis», *Disease Models and Mechanims*, 2014; 5: 585-592.

Codd, V. y otros, «Identification of seven loci affecting mean telomere length and their association with disease», *Nature Genetics*, 2013; 45(4): 422-427.

Inomata, K., «Genotoxic stress abrogates renewal of melanocyte stem cells by triggering their differentiation», *Cell*, 2009; 137(6): 1088-1099.

Krunic, D., «Tissue context-activated telomerase in human epidermis correlates with little age-dependent telomerase loss», *Biochimica et Biophysica Acta,* 1792.2009; 4: 297-308.

Miralles, F. y García, H., *Ikigai: Los secretos de Japón para una vida larga y feliz*, Ed. Urano, 2016.

Rinnerthaler, M., Streubel, M. K., Bischof, J. y Richter, K., «Skin aging gene expression and calcium», *Experimental Gerontology*, 2015; 68: 59-65.

Stokes, J. H. y Pillsbury, D. M., «The effect on the skin of emotional and nervous states: theoretical and practical consideration of a gastro-intestinal mechanism», *Archives of Dermatology and Syphilogy*, 1930; 22: 962-93.

Yaffe, K., «Telomere length and cognitive function in community-dwelling elders: findings from the health ABC study», *Neurobiology of aging*, 20011; 31811: 2055-2060.

## Capítulo 3

Bischoff, S. y otros, «Intestinal permeability: a new target for disease prevention and therapy», *BMC Gastroenterology*, 2014; 14:189.

Bryson, B., *El cuerpo humano: Guía para ocupantes*, Ed. RBA, 2020.

Camilleri, M., «Leaky Gut: mechanisms, measurement and clinical implications in humans», *Gut*, 2019; 68: 1516-1526.

Chang, J., «Impaired Intestinal Permeability Contributes to Ongoing Bowel Symptoms in Patients with Inflammatory Bowel Disease and Mucosal Healing», *Gastroenterology*, septiembre 2017; 153(3): 723-731.

Chimenti, M. S., «Interaction between microbiome and host genetics in psoriatic arthritis», *Autoimmunity Reviews*, 2018; 17: 276-283.

Enck, P., «Irritable bowel disease», *Nature Reviews Disease Primers*, 2016; 2:16014.

Fasano, A., «Intestinal permeability and its regulation by zonulin: diagnostic and therapeutic implications», *Clinical Gastroenterology Hepatology*, octubre 2012; 10(10): 1096–1100.

Goebel, A., «Altered intestinal permeability in patients with primary fibromyalgia and in patients with complex regional pain syndrome», *Rheumatology*, 2008; 47: 1223-1227.

Kiesslich, R., «Local barrier dysfunction identified by confocal laser endomicroscopy predicts relapse in inflammatory bowel disease», *Gut*, agosto 2012; 61(8): 1146-53.

Piche, T., «Impaired intestinal barrier integrity in the colon of patients with irritable bowel syndrome: involvement of soluble mediators», *Gut*, 2009; 58(2): 196-201.

Schwiertz, A., y otros, «Fecal markers of intestinal inflammation and intestinal permeability are elevated in Parkinson's disease», *Parkinsonism & Related Disorders*, 2018; 50: 104-107.

Schoultz, I. y Keita, A., «The intestinal barrier and current techniques for the assessment of gut permeability», *Cells*, 2020; 9:1909.

## Capítulo 4


Aagaard, K., Ma, J., Antony, K. M. y otros, «The placenta harbors a unique microbiome», *Science Translational Medicine*, 2014; 6: 237-65.

Ajslev, T. A., Andersen, C. S. y otros, «Childhood overweight after establishment of the gut microbiota: the role of delivery mode, prepregnancy weight and early administration of antibiotics», *International Journal of Obesity*, 2011; 35: 522-9.

Arboleya, S., Binetti, A. y otros, «Establishment and development of intestinal microbiota in preterm neonates», *FEMS Microbiology Ecology*, 2012; 79: 763-72.

Arboleya, S., Sánchez, B. y otros, «Intestinal microbiota development in preterm neonates and effect of perinatal antibiotics», *Journal of Pediatrics*, 2015; 166: 538-44.

Arumugam, M., Raes, J. y otros, «Enterotypes of the human gut microbiome», *Nature*, 2011; 473: 174-80.

Bonder, M. J., Kurilshikov, A. y otros, «The effect of host genetics on the gut microbiome», *Nature Genetics*, 2016; 48: 1407-12.

De Filippo, C., Cavalieri, D. y otros, « Impact of diet in shaping gut microbiota revealed by a comparative study in children from Europe and rural Africa», *Proceedings of the National Academy of Science of the United States of America*, 2010; 107: 14691-696.

Dominguez-Bello, M. G., De Jesus-Laboy, K. M., y otros, «Partial restoration of the microbiota of cesarean-born infants via vaginal microbial transfer», *Nature Medicine*, 2016; 22: 250-3.

Handelsman, J., Rondon M. R. y otros, «Molecular biological access to the chemistry of unknown soil microbes: a new frontier for natural products», *Chemistry and biology*, 1998; 5 (10): 245-9.

HGP, «Structure, function and diversity of the healthy human microbiome», *Nature*, 2012; 486: 207-14.

Hill, C. J., Lynch, D. B. y otros, «Evolution of gut microbiota composition from birth to 24 weeks in the INFANTMET Cohort», *Microbiome*, 2015; 5: 4.

Korpela, K., Zijlmans, M. A. y otros, «Childhood BMI in relation to microbiota in infancy and lifetime antibiotic use», *Microbiome*, 2017; 5: 26.

Li, J., Jia, H., Cai, X. y otros, «An integrated catalog of reference genes in the human gut microbiome», *Nat Biotechnol.*, 2014; 32(8): 834-41.

Minot, S., Sinha, R., Chen, J. y otros, «The human gut virome: inter-individual variation and dynamic response to diet» *Genome Res.*, 2011; 21: 1616-25.

Penders, J., Thijs, C. y otros, «Factors influencing the composition of the intestinal microbiota in early infancy», *Pediatrics*, 2006, 118: 511-21.

Qin, J., Li, R., Raes, J., Arumugam, M. y otros, «A human gut microbial gene catalogue established by metagenomic sequencing», *Nature*, 2010; 464(7285): 59-65.

Qin, J., Li, Y. y otros, «A metagenome-wide association study of gut microbiota in type 2 diabetes», *Nature*, 2012; 490: 55-60.

Turpin, W., Espin-Garcia, O. y otros, «GEM Project Research Consortium, Paterson AD, Croitoru K. Association of host genome with intestinal microbial composition in a large healthy cohort», *Nature Genetics*, 2016; 48: 1413-7.

Zijlmans, M. A., Korpela, K. y otros, «Maternal prenatal stress is associated with the infant intestinal microbiota», *Psychoneuroendocrinology*, 2015; 53: 233-45.

## Capítulo 5

Bercik, P., Park, D. y otros, «The anxiolytic effect of *Bifidobacterium longum* NCC3001 involves vagal pathways for gut-brain communication, *Neurogastroenterology and Motility*, 2001; 23(11): 1132-1139.

Bonaz, B., Bazin, T. y otros, «The vagus nerve at the interface of the microbiota gut- brain axis», *Frontiers in Neuroscience*, 2018.12:49.

De Lartigue, G., «Role of the vagus nerve in the development and treatment of diet -induced obesity», *The Journal of Physiology*, 2016; 594(20): 5791.

Dinan, T. y Cryan, J. F., «Gut instincts: microbiota as a key regulator of brain developments, ageing and neurodegeneration», *The Journal of Physiology*, 2017; 595(2):489-503.

Kelly, J., Chiara, M. y otros, «Cross Talk: the microbiota and neurodevelopmental disorders», *Frontiers in Neuroscience*, 2011; 11. Doi; 10.3389.

Kok, B., Fredrickson, B., «Upward spirals of the heart: autonomic flexibility, as indexed by vagal tone, reciprocally and prospectively predicts positive emotions and social connectedness», *Biological Psychology*, 201; 85(3): 432-436.

Pelot, N. y Warren, M. G., «Effects of vagal neuromodulation on feeding behavior», *Brain Research*, 2018; 1693: 180-187.

Sandhu, K., Eoin, S. y otros, «Feeding the microbiota-gut -brain axis: diet microbiome, and neuropsychiatry», *Translational Research*, 2017; 179: 223-244.

## Capítulo 6

Allen, J. M., Mailing, L. J. y otros, «Exercise Alters Gut Microbiota Composition and Function in Lean and Obese Humans», *Med Sci Sports Exerc.*, 2018; 50: 747-57.

Castellanos, N. y Díez, G., «A critical mutualism-competition interplay underlies the loss of microbial diversity in sedentary lifestyle», *Frontiers in Microbiology*, 2020; 10:3142.

Castellanos, N., Díez, G. y otros, «Key bacteria in the gut microbiota network for the transition between sedentary and active lifestyle», *Microorganisms*, 2020, 8, 785; doi:10.3390/microorganisms8050785.

Clarke, S. F., Murphy, E. F. y otros, «Exercise and associated dietary extremes impact on gut microbial diversity», *Gut,* 2014; 63: 1913-20.

Gorczynski, P. y Faulkner, G., «Exercise therapy for schizophrenia», *Cochrane Database of Systematic Reviews*, 2010, Issue 5. Art. No.: CD004412.

Scheiman, J., Luber, J. M. y otros, «Meta-omics analysis of elite athletes identifies a performance-enhancing microbe that functions via lactate metabolism», *Nature Medicine*, 2019; 25: 1104-9.

Schutch, F.B., «Neurobiological effects of exercise on major depressive disorder: a systematic review», *Neuroscience Biobehavioral Reviews*, 2016; 61: 1-11.

## Capítulo 7

Farb, N. A. S., Segal, Z. y otros, «Mindfulness meditation reveals distinct neural modes of self-reference», *Social Cognitive and affective Neuroscience*, 2007; 2: 313-322.

Holzel, B. K., Carmody, J. y otros, «Mindfulness practice leads to increases in regional brain matter density», *Psychiatry Research: Neuroimaging*, 2010, doi:10.1016/j.psychresns. 2010.08.006.

Kabat-Zinn, J., «Los fundamentos de la práctica», en *Vivir con plenitud la crisis*, Ed. Kairós (Barcelona), 2016.

Killingsworth, M. A., Gilbert, D. y otros, «A wandering mind is an unhappy mind», *Science*, 2010; 330:932.

Wenrui J., Jianhua Z. y otros, «Long-Term Vegan Meditation Improved Human Gut Microbiota», *Evidence-Based Complementary and Alternative Medicine*, 2020, Article ID 9517897, 15 pages.

## Capítulo 8

Bonder, M. J., «The influence of a short-term gluten-free diet on the human gut microbiome», *Genome Med.*, 2016.

De Cabo, R., «Effects of intermittent fasting on health, aging and disease», *New England Journal Medicine*, 2019; 381: 2541-2551.

De Palma, G., «The microbiota-gut-brain axis in gastrointestinal disorders: Stressed bugs, stressed brain or both?: The microbiota-gut-brain axis», *J. Physiol*, 2014; 592: 2989-2997.

Halmos, E. P., «Diets that differ in their FODMAP content alter the colonic luminal microenvironment», *Gut*, 2015; 64: 93-100.

Horne, B. D., «Health effects of intermittent fasting: hormesis or ham? A systematic review», *The American Journal of Clinical Nutrition*, 2015; 102(2): 464-470.

Jackson, F. W., «Effects of a gluten-free diet on gut microbiota and immune function in healthy adult human subjects - comment by Jackson», *Br. J. Nutr.*, 2010.

Le Flocch, N., «Tryptophan metabolism, from nutrition to potential therapeutic applications», *Amino Acids*, 2011; 41(5): 1195-1205.

Lim, S. Y., «Nutritional factors affecting mental health», *Clinical Nutrition Research,* 2016; 5(3): 143-152.

McIntosh, K., «FODMAPs alter symptoms and the metabolome of patients with IBS: A randomised controlled trial», *Gut*, 2017; 66: 1241-1251.

Staudacher, H. M., «Fermentable carbohydrate restriction reduces luminal bifidobacteria and gastrointestinal symptoms in patients with irritable bowel syndrome», *J. Nutr.*, 2012; 142: 1510-518.

Wacklin, P., «Altered duodenal microbiota composition in celiac disease patients suffering from persistent symptoms on a long-term gluten-free diet» *Am. J. Gastroenterol.*, 2014; 109: 1933-1941.

Xie, G., «Ketogenic diet poses a significant effect on imbalanced gut microbiota in infants with refractory epilepsy», *World J. Gastroenterol.*, 2017; 23: 6164-6171.

Zhang, Y., «Altered gut microbiome composition in children with refractory epilepsy after ketogenic diet», *Epilepsy Res.*, 2018; 145: 163-168.

## Capítulo 9

Foster, J. A. y otros, «Gut-brain axis: How the microbiome influences anxiety and depression», *Trends Neurosci.*, 2013; 36: 305-312.

Matthews, G. A. y otros, «Neural mechanisms of social homeostasis», *Ann. N.Y. Acad. Sci.*, 2019; 14016.

Moeller, A. H. y otros, «Social behavior shapes the chimpanzee pan-microbiome», *Sci. Adv.*, 2016; 2: e1500997.

Sherwin, E. y otros, «Microbiota and the social brain», *Science*, 2019; 366, 587.

Stilling, R. M., «Friends with social benefits: Host-microbe interactions as a driver of brain evolution and development?», *Front. Cell. Infect. Microbiol.*, 2014; 4, 147.

## Capítulo 10

Aatsinki, A. K. y otros, «Gut microbiota composition is associated with temperament traits in infants», *Brain, Behavior, and Immunity*, 2019; 80: 849-858.

Frankiensztajn, L. M., «The microbiota and the hypothalamus-pituitary-adrenocortical (HPA) axis, implications for anxiety and stress disorders», *Curr. Opin. Neurobiol.*, enero 2020; 62: 76-82.

Pandura, A., «Genes, emotions and gut microbiota: The next frontier for the gastroenterologist», *World J. Gastroenterol.*, 2017; 23(17): 3030-3042.

Sylvia, K. E., «A gut feeling: Microbiome-brain-immune interactions modulate social and affective behaviors», *Horm. Behav.*, 2018; 99: 41-49.

## Capítulo 11

Al Khatib, H. K., Hardings, S. V. y otros, «The effects of partial sleep deprivation on energy balance: systematic review and meta-analysis», *European Journal of Clinical Nutrition*, 2017; 71(5): 614-624.

Hood, S. y Amir, S., «The aging clock: circadian rhythms later life», *Journal of Clinical Investigations*, 2017; 127(2): 437-446.

Parkar, S. G., Kalsbeek, A. y otros, «Potential Role for the Gut Microbiota in Modulating Host Circadian Rhythms and Metabolic Health», *Microorganisms*, 2019, 7, 41; doi:10.3390/microorganisms7020041.

Smith, R. P., Easson, C., Lyle, S. M. y otros, «Gut microbiome diversity is associated with sleep physiology in humans», *PLOS ONE*, 2019; doi.org/10.1371/journal.pone.0222394.

Szentirmai, E., Millican, N. S. y otros, «Butyrate, a metabolite of intestinal bacteria, enhances sleep», *Scientific Reports*, 2019; 9: 7035.

## Capítulo 12

Bezawadaa, N. y Hui Phang, T., «Autism Spectrum Disorder and the Gut Microbiota in Children: A Systematic Review», *Ann. Nutr. Metab.*, 2020; 76: 16-29.

Caminero, A. y Meisel, M., «Mechanisms by which gut microorganisms influence food sensitivities», *Nat. Rev. Gastroenterol. Hepatol.*, 2019; 16(1): 7-18.

Chang, J., Leong, R. W. y otros, «Impaired Intestinal Permeability Contributes to Ongoing Bowel Symptoms in Patients with Inflammatory Bowel Disease and Mucosal Healing», *Gastroenterology*, 2017; 153(3): 723-731.

Chassard, C., Dapoigny, M. y otros, «Functional dysbiosis within the gut microbiota of patients with constipated-irritable bowel syndrome», *Aliment. Pharmacol. Ther.*, 2012. 35(7): 828-838.

Cirsteaa, M., Sundvick, K., «The Gut Mycobiome in Parkinson's disease», *Journal of Parkinson's Disease*, 2020.

Cohen, S. H., Gerding, D. N. y otros, «Clinical Practice Guidelines for *Clostridium difficile* Infection in Adults: 2010 Update by the Society for Healthcare Epidemiology of America (SHEA) and the Infectious Diseases Society of America (IDSA)» *Infect. Control. Hosp. Epidemiol.*, 2010; 31(5): 431-455.

Cryan, J. F., O'Riordan, K., «The gut microbiome in neurological disorders», *Lancet Neurol.*, 2020; 19(2): 179-194.

Dickerson, F. B., Stallings, C. y otros, «Effect of probiotic supplementation on schizophrenia symptoms and association with gastrointestinal functioning: a randomized, placebo-controlled trial», *Prim. Care Companion CNS Disord.*, 2014 6(1).

Dinan, T. G. y Cryan, J. F., «Schizophrenia and the microbiome: Time to focus on the impact of antipsychotic treatment on the gut microbiota», *World J. Biol. Psychiatry*, 2018; 19(8): 568-570.

Dinyadarshini, J. y Letchumanan, V., «A Revolutionizing Approach to Autism Spectrum Disorder Using the Microbiome», *Nutrients,* 2020; 12: 1983.

Drossman, D. A., Camilleri, M. y otros, «AGA technical review on irritable bowel syndrome», *Gastroenterology,* 2002; 123: 2108-31.

Dunlop, S. P., Hebden, J. y otros, «Abnormal intestinal permeability in subgroups of diarrhea-predominant irritable bowel syndromes», *Am. J. Gastroenterol.*, 2006; 101 (6): 1288-94.

Francis, C. Y., Morris, J., Whorewll, P. J., «The irritable bowel severity scoring system: a simple method of monitoring irritable bowel syndrome and its progress», *Aliment. Pharmacol. Ther.*, 1997; 11 (2): 395-402.

Ghoshal, U., Shukla, R. y otros, «Irritable bowel syndrome, particularly the constipation-predominant form, involves an increase in *Methanobrevibacter smithii*, which is associated with higher methane production», *Gut and Liver*, noviembre 2016; Vol. 10, No. 6: 932-938.

Griffiths, J. y Mazmanian, S., «Emerging evidence linking the gut microbiome to neurologic disorders», *Genome Medicine*, 2018; 10: 98.

Hammad, D. y Hider, S., «Molecular Characterization of Circulating Microbiome Signatures in Rheumatoid Arthritis», *Front. Cell. Infect. Microbiol*, 22 enero 2020.

Kiesslich, R., Duckworth, C. A. y otros, «Local barrier dysfunction identified by confocal laser endomicroscopy predicts relapse in inflammatory bowel disease», *Gut*, agosto 2012; 61(8): 1146-53.

Kirby, T. y Ochoa-Repáraz, J., «The Gut Microbiome in Multiple Sclerosis: A Potential Therapeutic Avenue», *Med. Sci.* (Basilea), 24 agosto 2018; 6(3): 69.

Li, Q., Han, Y., «The Gut Microbiota and Autism Spectrum Disorders», *Front. Cell. Neurosci.*, 28 abril 2017.

Marsland, B. y Trompette, A., «The Gut–Lung Axis in Respiratory Disease», *AnnalsATS*, noviembre 2015; Vol. 12 Supp. 2.

Martínez, C., Lobo, B, y otros, «Diarrhea-predominant irritable bowel syndrome: an organic disorder with structural abnormalities in the jejunal epithelial barrier», *Gut,* 2013; 62 (8): 1160-8.

Martinez, C., Vicario, M. y otros, «The jejunum of diarrhea-predominant irritable bowel syndrome shows molecular alterations in the tight junction-signaling pathway that are associated with mucosal pathobiology and clinical manifestations», *Am. J. Gastroenterol.*, 2012; 107 (5): 736-46.

McElhanon, B. y McCracken, C., «Gastrointestinal symptoms in autism spectrum disorder: a meta-analysis», *Pediatrics,* mayo 2014; 133(5): 872-83.

Mearin, F., Ciriza, C. y otros, «Clinical Practice Guideline: Irritable bowel syndrome with constipation and functional constipation in the adult», *Rev. Esp. Enferm. Dig.*, 2016; 108: 332-63.

Piche, T., Barbara, G. y otros, «Impaired intestinal barrier integrity in the colon of patients with irritable bowel syndrome: involvement of soluble mediators», *Gut,* 2009; 58 (2): 196-201.

Prince, B. T. y Mandel, M. J., «Gut Microbiome and the Development of Food Allergy and Allergic Disease», *Pediatr. Clin. North Am.*, 2015; 62(6): 1479-1492.

Rigsbee, L., Agans, R., Shankar, V. y otros, «Quantitative profiling of gut microbiota of children with diarrhea-predominant irritable bowel syndrome», *Am. J. Gastroenterol.*, 2012; 107(11): 1740-1751.

Stojanovic, M., Biagi, E. y otros, «Global and deep molecular analysis of microbiota signatures in fecal samples from patients with irritable bowel syndrome», *Gastroenterology,* 2011; 141: 1792-1801.

Strati, F. y Cavalieri, D., «New evidences on the altered gut microbiota in autism spectrum disorders», *Microbiome*, 2017, 5:24.

Tahara, T., Yamamoto, E., «Fusobacterium in Colonic Flora and Molecular Features of Colorectal Carcinoma», *Cancer Res.,* 1 marzo 2014; 74(5): 1311-8.

Tamanai-Shacoori, Z., Smida, I. y otros: «*Roseburia spp*: a marker of health?», *Future Microbiol.*, 2017; 12(2): 157-170.

William, Z., Hsi-En Ho, «The Gut Microbiome in Food Allergy» *Ann. Allergy Asthma Immunol.*, marzo 2019; 122(3): 276-282.

Xu, M., Xu, X., «Association Between Gut Microbiota and Autism Spectrum Disorder: A Systematic Review and Meta-Analysis», *Front. Psychiatry*, 17 julio 2019.

Zhou, Z. y Chen, J., «*Fusobacterium* and Colorectal Cancer», *Front. Oncol.*, 2018; 8: 371.

## Capítulo 13


Accarino, A. M., Azpiroz, F. y Malagelada, J. R., «Symptomatic responses to stimulation of sensory pathways in the jejunum», *Am. J. Physiol.*, 1992; 263: G673-7.

Akkasheh, G. y otros, «Clinical and metabolic response to probiotic administration in patients with major depressive disorder: A randomized, double-blind, placebo-controlled trial», *Nutrition*, 2016; 32(3): 315-320.

Akram, W., Garud, N. y Joshi, R., «Role of inulin as prebiotics on inflammatory bowel disease», *Drug Discov. Ther.*, 2019; 13: 1-8.

Allen, S. J., Martínez, E. G., Gregorio, G. V. y Dans, L. E., «Probiotics for treating acute infectious diarrhea», *Cochrane Database Syst. Rev.*, 2010; 11: CD003048.

Amit-Romach, E. y otros, «Bacterial population and innate immunity-related genes in rat gastrointestinal tract are altered by vitamin A-deficient diet», *J. Nutr. Biochem.*, 2009; 20: 70-77.

Anderson, R. C. y otros, «*Lactobacillus plantarum* DSM 2648 is a potential probiotic that enhances intestinal barrier function», *FEMS Microbiol. Lett.*, 2010; 309: 184-192.

Anderson, R. C. y otros, «*Lactobacillus plantarum* MB452 enhances the function of the intestinal barrier by increasing the expression levels of genes involved in tight junction formation», *BMC Microbiol.*, 2010; 10: 316.

Azad, M. A. K., Sarker, M., Li, T. y Yin, J., «Probiotic Species in the Modulation of Gut Microbiota: An Overview», *Biomed. Res. Int.*, 2018; 2018:9478630.

Bekar, O., Yilmaz, Y. y Gulten, M., «Kefir improves the efficacy and tolerability of triple therapy in eradicating *Helicobacter pylori*», *J. Med. Food.*, abril 2011; 14(4): 344-7.

Berkes, J. y otros, «Intestinal epithelial responses to enteric pathogens: effects on the tight junction barrier, ion transport, and inflammation», *Gut*, 2003; 52: 439-451.

Brandtzaeg, P., «The gut as communicator between environment and host: immunological consequences», *Eur. J. Pharmacol.*, 2011; 668(Suppl 1): S16-S32.

Coqueiro, A. Y., Raizel, R., Bonvini, A., Tirapegui, J. y Rogero M., «Probiotics for inflammatory bowel diseases: a promising adjuvant treatment», *Int. J. Food Sci. Nutr.*, febrero 2019; 70(1): 20-29.

Corridoni, D. y otros, «Probiotic bacteria regulate intestinal epithelial permeability in experimental ileitis by a TNF-dependent mechanism», *PLOS ONE*, 2012; 7:e42067.

Didari, T., Mozaffari, S., Nikfar, S. y Abdollahi, M., «Effectiveness of probiotics in irritable bowel syndrome: updated systematic review and meta-analysis», *World J. Gastroenterol.* 2015; 21: 3072-84.

Du, Y-Q., Su, T., Fan, J-G., Lu, Y-X., Zheng, P., Li, X-H. y otros, «Adjuvant probiotics improve the eradication effect of triple therapy for *Helicobacter pylori* infection», *World J. Gastroenterol.*, 21 noviembre 2012; 18(43): 6302-7.

Duckworth, C. A. y Watson, A. J., «Analysis of epithelial cell shedding and gaps in the intestinal epithelium», *Methods Mol. Biol.,* 2011; 763: 105-114.

EFSA Panel on Dietetic Products N and A (NDA), «Scientific Opinion on the substantiation of health claims related to live yoghurt cultures and improved lactose digestion (ID 1143, 2976) pursuant to Article 13(1) of Regulation (EC) No 1924/2006», *EFSA J.*, 1 octubre 2010; 8(10):n/a-n/a.

Eslamparast, T., Poustchi, H., Zamani, F., Sharafkhah, M., Malekzadeh, R. y Hekmatdoost, A., «Synbiotic supplementation in nonalcoholic fatty liver disease: a randomized, double-blind, placebo-controlled pilot study», *Am. J. Clin. Nutr.*, marzo 2014; 99 (3): 535-42.

Ford, A. C., Quigley, E., Lacy, B., Lembo, A. J., Saito, Y., Schiller, L. y otros, «Efficacy of prebiotics, probiotics, and synbiotics in irritable bowel syndrome and chronic idiopathic constipation: systematic review and meta-analysis», *Am. J. Gastroenterol.*, 2014; 109: 1547-61.

Ghoshal, U. y otros, «Irritable bowel syndrome, particularly the constipation-predominant form, involves an increase in *Methanobrevibacter smithii*, which is associated with higher methane production», *Gut and Liver*, 2016; 10(6): 932-938.

Guandalini, S. y Sansotta, N., «Probiotics in the treatment of inflammatory bowel disease», *Adv. Exp. Med. Biol.*, 2019; 1125: 101-107.

Guarner, F., Khan, A. G., Eliakim, R., Gangl, A., Thomson, A., Krabshuis J. y otros, «World Gastroenterology Organisation Global Guidelines: probiotics and prebiotics», *World Gastroenterology Organization*, febrero 2017; (www.worldgastroenterology.org/probiotics-prebiotics.html).

Hamad, A., Fragkos, K. C. y Forbes, A., «A systematic review and meta-analysis of probiotics for the management of radiation induced bowel disease», *Clin. Nutr. Edinb. Scotl.*, 2013 Jun; 32(3): 353-60.

Hauser, G., Salkic, N., Vukelic, K., JajacKnez, A. y Stimac D., «Probiotics for standard triple *Helicobacter pylori* eradication: a randomized, double-blind, placebo-controlled trial», *Medicine* (Baltimore), mayo 2015; 94(17): e685.

Ishida, A. y otros, «Gut microbiota in the pathogenesis of inflammatory bowel disease», *Clin. J. Gastroenterol.*, 2018; 11(1): 1-10.

Karczewski, J. y otros, «Regulation of human epithelial tight junction proteins by *Lactobacillus plantarum in vivo* and protective effects on the epithelial barrier», *Am. J. Physiol. Gastrointest. Liver Physiol.*, 2010; 298: G851-G859.

Kim, H. S., «Microbiota in *Rosacea*», *American Journal of Clinical Dermatology*; https://doi.org/10.1007/s40257-020-00546-8.

Knighhts, D., Lassen, K. G. y Xavier, R. J., «Advances in inflammatory bowel disease pathogenesis: linking host genetics and the microbiome», *Gut*, 2013; 62:1505-10.

Lacy, B. E. y otros, «Bowel disorders», *Gastroenterology*, 2016; 150(6):1393-407.

Lahner, E., Esposito, G., Zullo, A., Hassan, C., Cannaviello, C., Paolo, M. C. D. y otros, «High-fiber diet and *Lactobacillus paracasei* B21060 in symptomatic uncomplicated diverticular disease», *World J. Gastroenterol.*, 7 noviembre 2012; 18(41): 5918-24.

Li, Q., «The Gut Microbiota and Autism Spectrum Disorders», *Front. Cell. Neurosci*, 28 abril 2017.

Lima, A. A. y otros, «Effects of vitamin A supplementation on intestinal barrier function, growth, total parasitic, and specific *Giardia spp* infections in Brazilian children: a prospective randomized, double-blind, placebo-controlled trial», *J. Pediatr. Gastroenterol. Nutr.*, 2010; 50:309-315.

Lockyer, S. y Stanner, S., «Prebiotics: an added benefit of some fiber types», *Nutr. Bull.* 2019; 44: 74-91.

Madsen, K. y otros, «Probiotic bacteria enhance murine and human intestinal epithelial barrier function», *Gastroenterology*, 2001; 121: 580-591.

Manfredi, M., Bizzarri, B., Sacchero, R. I., Maccari, S., Calabrese, L., Fabbian, F. y otros, «*Helicobacter pylori* infection in clinical practice: probiotics and a combination of probiotics + lactoferrin improve compliance, but not eradication, in sequential therapy», *Helicobacter*, agosto 2012; 17(4): 254-63.

Mathias, A. y otros, «Potentiation of polarized intestinal Caco-2 cell responsiveness to probiotics complexed with secretory IgA», *J. Biol. Chem.*, 2010; 285: 33906-33913.

Mearin, F., Peña, E. y Balboa, A., «Importancia de la dieta en el síndrome del intestino irritable», *Gastroenterol. Hepatol.*, 2014; 37: 302-10.

Mearin, F. y Lacy, B. E., «Diagnostic criteria in IBS: useful or not?», *Neurogastroenterol. Motil.*, 2012; 24(9); 791-801.

Misiak, B. y otros, «The HPA axis dysregulation in severe mental illness: Can we shift the blame to gut microbiota?», *Prog. Neuropsychopharmacol. Biol. Psychiatry.*, 2020; 23, 109951.

Miyauchi, E. y otros, «Mechanism of protection of transepithelial barrier function by *Lactobacillus salivarius*: strain dependence and attenuation by bacteriocin production», *Am. J. Physiol. Gastrointest. Liver Physiol.*, 2012, 303: G1029-G1041.

Moorthy, G., y otros, «Lactobacilli facilitate maintenance of intestinal membrane integrity during *Shigella dysenteriae* 1 infection in rats», *Nutrition*, 2009; 25: 350-358.

Nabavi, S., Rafraf, M., Somi, M. H., Homayouni-Rad, A. y Asghari-Jafarabadi, M., «Effects of probiotic yogurt consumption on metabolic factors in individuals with nonalcoholic fatty liver disease», *J. Dairy Sci.*, diciembre 2014; 97(12): 7386-93.

Naseribafrouei, A. y otros, «Correlation between the human fecal microbiota and depression», *Neurogastroenterol. Motil.*, 2014; 26(8): 1155-1162.

Ojetti, V., Bruno, G., Ainora, M. E., Gigante, G., Rizzo, G., Roccarina, D. y otros, «Impact of *Lactobacillus reuteri* Supplementation on Anti-*Helicobacter pylori* Levofloxacin-Based Second-Line Therapy», *Gastroenterol. Res. Pract.*, 2012; 2012:740381.

Pachikian, B. D. y otros, «Prebiotic approach alleviates hepatic steatosis: implication of fatty acid oxidative and cholesterol synthesis pathways», *Mol. Nutr. Food Res.*, 2013; 57: 347-359.

Paineau, D., Payen, F., Panserieu, S., Coulombier, G., Sobaszek, A., Lartigau, I. y otros, «The effects of regular consumption of short chain fructo-oligosaccharides on digestive comfort of subjects with minor functional bowel disorders», *Br. J. Nutr.*, 2008; 99: 311-8.

Peng, Y., Li, A., Yu, L. y Qin, G., «The role of probiotics in prevention and treatment for patients with allergic rhinitis: A systematic review», *Am. J. Rhinol. Allergy.*, 2015; 29: 292-5.

Petit, C. S., Barreau, F., Besnier, L., Gandille, P., Riveau, B., Chateau, D., Roy, M., Berrebi, D., Svrcek, M., Cardot, P., Rousset, M., Clair, C. y Thenet, S., «Requirement of cellular prion protein for intestinal barrier function and mislocalization in patients with inflammatory bowel disease», *Gastroenterology*, 2012, 143: 122-132.

Ploger, S. y otros, «Microbial butyrate and its role for barrier function in the gastrointestinal tract», *Ann. NY Acad. Sci.*, 2012; 1258: 52-59.

Qin, H. y otros, «*L. plantarum* prevents enteroinvasive *Escherichia coli*-induced tight junction proteins changes in intestinal epithelial cells», *BMC Microbiol.*, 2009; 9:63.

Rajilić-Stojanović, M. y otros, «Global and deep molecular analysis of microbiota signatures in fecal samples from patients with irritable bowel syndrome», *Gastroenterology*, noviembre 2011; 141(5): 1792-801.

Rasmussen, H. E. y Hamaker, B. R., «Prebiotics and Inflammatory Bowel Disease», *Gastroenterol. Clin. North Am.*, 2017; 46: 783-795.

Resta-Lenert, S. y Barrett, K. E., «Probiotics and commensals reverse TNF-alpha and IFN-gamma-induced dysfunction in human intestinal epithelial cells», *Gastroenterology*, 2006; 130: 731-746.

Rigsbee, L. y otros, «Quantitative profiling of gut microbiota of children with diarrhea-predominant irritable bowel syndrome», *Am. J. Gastroenterol.*, 2012; 107(11): 1740-1751.

Ringel, Y. y Maharshak, N., «Intestinal microbiota and immune function in the pathogenesis of irritable bowel syndrome», *Am. J. Physiol. Gastrointest. Liver Physiol.*, 2013; 305: G529-41.

Rosenfeldt, V. y otros, «Effect of probiotics on gastrointestinal symptoms and small intestinal permeability in children with atopic dermatitis», *J. Pediatr.*, 2004; 145: 612-616.

Schwarz, E. y otros, «Analysis of microbiota in first episode psychosis identifies preliminary associations with symptom severity and treatment response», *Schizophr. Res.*, 2018; 192: 398- 403.

Searle, L. E. y otros, «Purified galactooligosaccharide, derived from a mixture produced by the enzymic activity of *Bifidobacterium bifidum*, reduces *Salmonella* enterica serovar *Typhimurium* adhesion and invasion *in vitro* and *in vivo*», *J. Med. Microbiol.*, 2010; 59: 1428-1439.

Sharkey, K. A. y Mawe, G. M., «Neuroimmune and epithelial interactions in intestinal inflammation», *Curr. Opin. Pharmacol.*, 2002; 2: 669-77.

Shavakhi, A., Minakari, M., Firouzian, H., Assali, R., Hekmatdoost, A. y Ferns, G., «Effect of a Probiotic and Metformin on Liver Aminotransferases in Non-alcoholic Steatohepatitis: A Double Blind Randomized Clinical Trial», *Int. J. Prev. Med.*, mayo 2013; 4 (5): 531-7.

Shukla, S., Shukla, A., Mehboob, S. y Guha, S., «Meta-analysis: the effects of gut flora modulation using prebiotics, probiotics and synbiotics on minimal hepatic encephalopathy», *Aliment. Pharmacol. Ther.*, marzo 2011; 33(6): 662-71.

Simren, M., Barbara, G. y otros, «Intestinal microbiota in functional bowel disorders: a Rome foundation report», *Gut*, 2013; 62: 159-76.

Simren, M. y otros, «Food-related gastrointestinal symptoms in the irritable bowel syndrome», *Digestion*, 2001; 63: 108-15.

Stratiki, Z. y otros, «The effect of a bifidobacter supplemented bovine milk on intestinal permeability of preterm infants», *Early Hum. Dev.*, 2007; 83: 575-579.

Tamanai-Shacoori, Z. y otros, «*Roseburia spp*: a marker of health?», *Future Microbiol.*, 2017; 12(2): 157-170. 32.

Tojo, R., Moro, M. C. y Azpiroz, F., «Empleo de probióticos y prebióticos en trastornos funcionales digestivos», en Álvarez-Calatayud, G., Marcos, A., Margollés, A. (Eds.), *Probióticos, prebióticos y salud: Evidencia científica*, 2016; Ergon (Madrid), 241-247.

Tojo, R., Suarez, A., Clemente, M. y otros, «Intestinal microbiota in health and disease: role of bifidobacteria in gut homeostasis», *World J. Gastroenterol.*, 2014; 20(41): 15163-15176.

Tong, J. L., Ran, Z. H., Shen, J., Zhang, C. X. y Xiao, S. D., «Meta-analysis: the effect of supplementation with probiotics on eradication rates and adverse events during *Helicobacter pylori* eradication therapy», *Aliment. Pharmacol. Ther.,* 15 enero 2007; 25(2):155-68.

Tursi, A., Brandimarte, G., Elisei, W., Picchio, M., Forti, G., Pianese, G. y otros, «Randomised clinical trial: mesalazine and/or probiotics in maintaining remission of symptomatic uncomplicated diverticular disease: a double-blind, randomised, placebo-controlled study», *Aliment. Pharmacol. Ther.*, octubre 2013; 38(7): 741-51.

Ukena, S. N. y otros, «Probiotic *Escherichia coli* Nissle 1917 inhibits leaky gut by enhancing mucosal integrity», *PLOS ONE,* 2007; 2:e1308.

Ulitsky, A. y otros, «Vitamin D deficiency in patients with inflammatory bowel disease: Association with disease activity and quality of life», *J. Parenter. Enteral Nutr.*, 2011; 35:308-316.

Ulluwishewa, D., Anderson, R. C. y otros, «Regulation of tight junction permeability by intestinal bacteria and dietary components», *J. Nutr.,* 2001; 141: 769-76.

Venkatraman, A. y otros, «Increased permeability in dextran sulphate colitis in rats: time course of development and effect of butyrate», *Scand. J. Gastroenterol.*, 2000; 35:1053-1059.

Vliagoftis, H., Kouranos, V. D., Betsi, G. I. y Falagas M. E., «Probiotics for the treatment of allergic rhinitis and asthma: systematic review of randomized controlled trials», *Ann. Allergy Asthma Immunol.*, 2008; 101: 570e9.

Warden, R. A. y otros, «Vitamin A deficiency exacerbates methotrexate-induced jejunal injury in rats», *J. Nutr.*, 1997; 127: 770-776.

Wollina, U., «Microbiome in atopic dermatitis», *Clin. Cosmet. Investig. Dermatol.*, 2017; 10: 51-6.

Xu, M., «Association Between Gut Microbiota and Autism Spectrum Disorder: A Systematic Review and Meta-Analysis», *Front. Psychiatry*, 17 julio 2019.

Zareie, M. y otros, «Probiotics prevent bacterial translocation and improve intestinal barrier function in rats following chronic psychological stress», *Gut*, 2006; 55: 1553-1560.

Zhong, Y. y otros, «Protective effect of galactooligosaccharide-supplemented enteral nutrition on intestinal barrier function in rats with severe acute pancreatitis», *Clin. Nutr.*, 2009; 28: 575-580.

Zuccotti, G., Meneghin, F., Aceti, A. y otros, «Probiotics for prevention of atopic diseases in infants: systematic review and metaanalysis», *Allergy*, 2015; 70: 1356-71.

Zyrek, A. A. y otros, «Molecular mechanisms underlying the probiotic effects of *Escherichia coli* Nissle 1917 involve ZO-2 and PKC zeta redistribution resulting in tight junction and epithelial barrier repair», *Cell Microbiol.*, 2007; 9: 804-816.

Su opinión es importante.
En futuras ediciones, estaremos encantados
de recoger sus comentarios sobre este libro.

Por favor, háganoslos llegar a través de nuestra web:

www.plataformaeditorial.com

Para adquirir nuestros títulos,
consulte con su librero habitual.

«Ahora ya sé que el hombre es capaz
de grandes actos. Pero si no es capaz de un gran
sentimiento no me interesa.»*
ALBERT CAMUS

«*I cannot live without books.*»
«No puedo vivir sin libros.»
THOMAS JEFFERSON

Desde 2013, Plataforma Editorial planta un árbol
por cada título publicado.

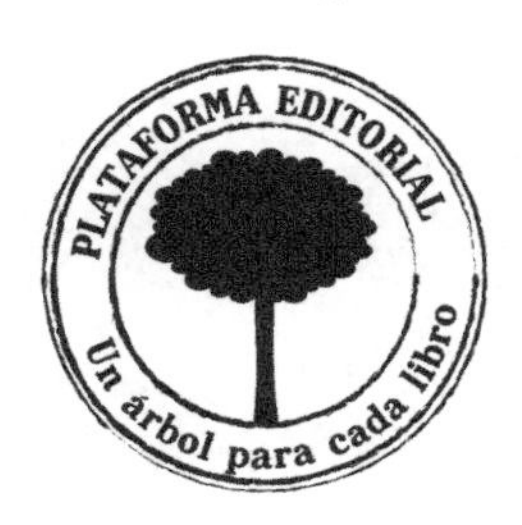


* Frase extraída de *Breviario de la dignidad humana* (Plataforma Editorial, 2013).

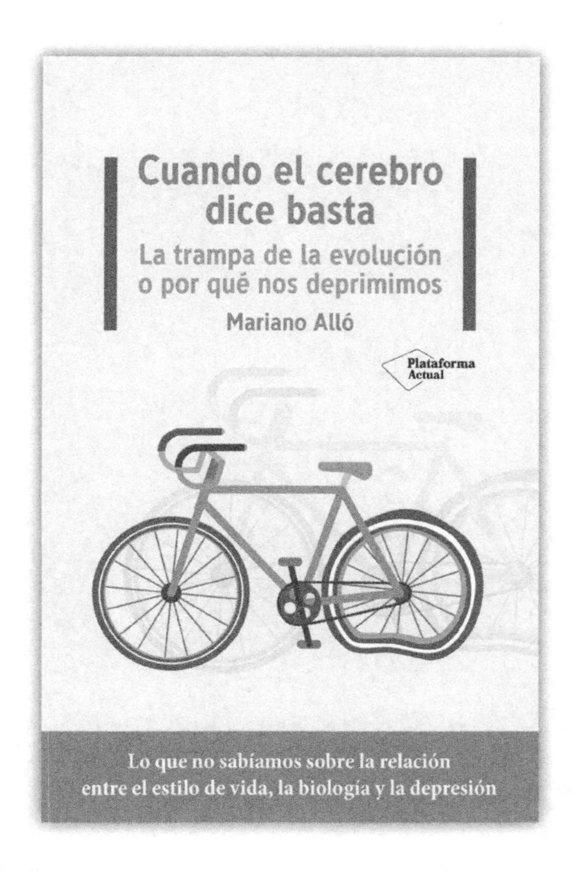


Basándose en numerosos estudios científicos y también en su experiencia como paciente, el doctor Mariano Alló nos ayuda a comprender el origen y el funcionamiento de la depresión, y además ofrece pautas y consejos de gran valor para las personas que conviven directa o indirectamente con ella.